O DIAGNÓSTICO TRADICIONAL CHINÊS NA ANTROPOLOGIA MÉDICA:

ATRAVÉS DO ESTUDO DO PULSO E DA LÍNGUA

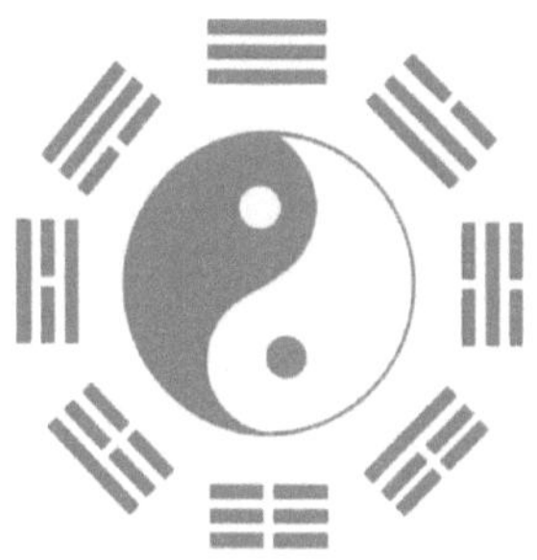

ALFONSO JULIO APARÍCIO MENA

TRADUÇÃO DE LUIZ NILTON CORRÊA

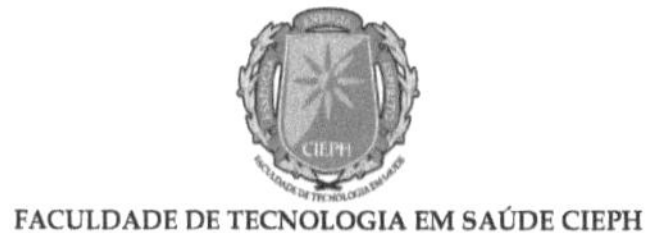

FACULDADE DE TECNOLOGIA EM SAÚDE CIEPH

3

Dedicado a minha esposa e meus filhos.

Alfonso Julio Aparício Mena

Ficha Técnica

ISBN: 978-85-448-0093-5
Revisão: Vilca Merizio

Dados Internacionais de Catalogação na Publicação (CIP)
(Câmara Brasileira do Livro, SP, Brasil)

Aparício Mena, Alfonso Julio
   O diagnóstico tradiconal chinês na antropologia médica : através do estudo do pulso e da língua / Alfonso Julio Aparício Mena ; tradução de Luiz Nilton Corrêa. -- 1. ed. -- Florianópolis : Bookess Editora, 2015.

   Título original: El chino diagnóstico tradicional desde la antropología médica : breve estudio del pulso y la lengua.
   Bibliografia
   ISBN 978-85-448-0093-5

   1. Antropologia médica 2. Diagnóstico
3. Língua - Fisiopatologia 4. Medicina chinesa
5. Pulso - Medição I. Título.

15-01190   CDD-610.951

Índices para catálogo sistemático:

1. Medicina chinesa   610.951

SUMÁRIO

PRÓLOGO 7

PREFÁCIO DA EDIÇÃO BRASILEIRA 9

ALGUMAS PALAVRAS..11

INTRODUÇÃO..13

1- A PULSOLOGIA CHINESA...23

2- A LÍNGUA 33

3- A LÍNGUA COMO "ÁPICE DO CORAÇÃO".................................39

4 - AS TEORIAS CLÁSSICAS 43

5 - A EXPERIÊNCIA INTERCULTURAL..51

6 - OUTROS PROCEDIMENTOS COMPLEMENTARES............63

7 - UMA OFERTA VARIADA

(SOCIOPSICOBIOECOCULTURAL) 73

8 - VALOR EDUCATIVO DOS ETNOMÉDICOS.........................83

9 - INSPEÇÃO DA LÍNGUA: ALGUNS EXEMPLOS...................91

10 - O USO DA PULSOLOGIA EM OUTRAS TRADIÇÕES.......99

11 - SIMBOLISMO TERAPÊUTICO TRADICIONAL 109

12 - COMENTÁRIO FINAL E ESCLARECIMENTOS............... 119

BIBLIOGRAFIA... 127

PRÓLOGO

Este pequeno trabalho sobre Medicina tradicional chinesa, aparentemente pode parecer simples e fácil de ser manuseado e consumido. Porém, adquire grande importância à medida que o leitor puder subtrair dele uma nova forma de pensar e observar, não só a Medicina tradicional chinesa, mas também a própria concepção de antropologia, sobretudo quem está dando os primeiros passos no campo do pensamento antropológico e no da Medicina tradicional chinesa. Isso porque seu autor, Doutor Alfonso Aparício Mena, antropólogo que acumula títulos merecidos, frutos de seus longos e vastos trabalho e conhecimento, traz consigo uma autoridade no tema, adquirida ao longo dos vários anos de estudos ao redor do mundo, da China até a América Central, o que lhe fez desenvolver o tema não só com a autoridade que lhe compete, mas também com a simplicidade adquirida como antropólogo em seu contato e convivência com as pessoas mais humildes de cada sociedade estudada, os maiores conhecedores de seu objeto de estudo.

Quer isso dizer que o que se transcreve nestas páginas, não é só as formas de explicar e compreender o diferente jeito de pensar de nossas ideologias e concepções, mas também o profundo conhecimento e simplicidade com que o autor consegue transmitir um saber de valor inestimável aos principiantes e aos mais experientes conhecedores da antropologia e da Medicina tradicional chinesa.

Alfonso Julio Aparício Mena

PREFÁCIO DA EDIÇÃO BRASILEIRA

O presente livro se revela uma obra de compilação importante para auxiliar os estudos do simbolismo do diagnóstico da Medicina tradicional chinesa. O Dr. Afonso J. Aparício Mena, com sua rica visão antropológica bem como no campo das etnomedicinas, vem com o presente texto abordar duas das formas mais importantes dos pilares do diagnóstico chinês, que são o pulso e a língua.

A incursão pela origem das medicinas naturais, as medicinas mais antigas das quais temos registros, como a medicina xamânica, *mesomedicinas*, medicina ayurveda, tibetana e chinesa, é muito importante, o que nos faz questionar alguns pontos, como por exemplo, a forma como somos induzidos ao pensamento hegemônico cultural, na visão de saúde e doença, e o poder das grandes corporações através da indústria farmacêutica.

Na Medicina tradicional chinesa, o uso do Pulso e da Língua no sistema diagnóstico chinês é bastante completo e complexo, podendo direcionar a terapêutica para o sucesso do tratamento dos desequilíbrios orgânicos, haja vista sua eficácia no diagnóstico com precisão, além de serem baratos e relativamente simples, quando bem estudados.

É interessante que nos textos clássicos mais antigos, os chineses falam que todo desequilíbrio inicia no coração, vinculado diretamente ao aspecto emocional, psíquico e, desde esse ponto vital, pode-se dar um bom prognóstico ou não a respeito da saúde do indivíduo. Seguindo essa linha de pensamento, é o coração que rege a circulação sanguínea e os vasos sanguíneos, onde circula o sangue; no sangue está o espírito.

Ao verificarmos o pulso de uma pessoa, sentimos a circulação impulsionada pelo coração e temos a percepção de como se encontra cada órgão e víscera, ou seja, em que estado está cada subsistema orgânico. No que diz respeito à língua, ela é considerada "o broto do coração", ou seja, a condição geral do indivíduo pode ser vista pela língua, incluindo o "espírito". As condições mais subjetivas podem ser observadas através da língua; como um microssistema, a língua pode indicar como está a saúde do indivíduo segundo os diferentes sinais que nela aparecem quer pela sua vivacidade, quer por outros sinais correlacionados a órgãos e vísceras.

Conforme essa visão, a riqueza deste método fundamenta-se na visão antropológica do Dr. Alfonso, quando propõe duas condições diagnósticas, tão subjetivas quanto simbólicas, como o pulso e a língua, e, semiologicamente, tão eficazes e corretas quanto o seu resultado pode ser trazido à nossa realidade e para as nossas medicinas atuais.

Neste momento em que estamos sendo "invadidos" por teorias bioenergéticas, tentando fazer uma síntese entre o simbolismo chinês e as descobertas científicas da medicina contemporânea, empobrece o simbolismo profundo e verdadeiro da Medicina tradicional chinesa e, neste ponto, a pulsologia e o estudo da língua surgem como os dois mais importantes aliados para tratar da saúde humana.

Marcelo Fabián Oliva Moyano
Acupunturista, professor e diretor da Faculdade de Tecnologia em
Saúde CIEPH.

ALGUMAS PALAVRAS SOBRE INTERCULTURALIDADE EM SAÚDE (VALOR DA Medicina Tradicional Chinesa)

Em qualquer época ou lugar o homem sempre enfrentou, e continua enfrentando, o perigo provocado pelas doenças e o medo da morte; e tem feito isso de acordo com a cosmovisão de seu grupo social.

Sobre as doenças, existem suposições de que sua origem está associada ao desgaste provocado pelo mau funcionamento do organismo, ou pela ação de um agente externo; também existem as crenças de que forças sobrenaturais induzem o mal-estar e até podem causar a morte.

Por isso, criam-se muitas formas para ajudar a curar e prevenir um desequilíbrio que poderia ser fatal. Nas sociedades que continuam mantendo uma base tradicional em sua maneira de lutar contra as doenças, a noção de que matéria é energia não parece indiferente. Sem esperar pelas indubitáveis provas científicas e sem cair na ineficaz adoração de uma dicotomia excludente, os antigos chineses presentearam-nos com uma filosofia de opostos complementares e uma biofísica que delega que alma e corpo são o mesmo, um todo único.

Dessa maneira, o corpo sujeita-se a uma manifestação mais bruta da energia. Quando o corpo adoece, a mente/espírito também se indispõe, e vice-versa. Ao mesmo tempo, para curar, deve-se evitar os excessos. A saúde será então concebida como equilíbrio, balanço áureo entre dois opostos, ambos perigosos. O Doutor Alfonso Julio Aparício Mena, pesquisador detalhista, perspicaz e de serviço magnânimo, doará ao leitor do presente livro uma chave antropológica de grande utilidade para abrir as várias portas do mundo da Medicina tradicional chinesa; e não só, nos estimulará de maneira inteligente a refletir sobre assuntos heterogêneos não estritamente correlacionados.

O contato entre culturas impulsiona atualmente um maior progresso do intercultural. Livre, o doente pode escolher a atenção que considere como melhor para si mesmo em um determinado momento de sua vida. O especialista, forjado por doutrinas terapêuticas múltiplas, pode sobrepor e somar as experiências curativas, vendo sob ópticas diferentes a mesma doença, pois, ao especialista, outorga-lhe o incomensurável poder de abrir o "terceiro olho" e de perceber que o homem que tem diante de si é um conjunto divino de alma, mente, corpo e algo mais; um agregado etéreo de energia que se concretiza em uma pessoa no aqui-e-agora, em espaço e em tempo específicos, pessoa rodeada de um ambiente determinado, inserida em um âmbito social próprio, com seu cosmos e suas superstições, leis e mitos, clima e tabu..., e constituída por todos os demais que a rodeiam e lhe pertencem

Dessa forma, deve-se compreender que o consultado e quem o consulta são, da mesma forma, partes pontuais de uma Grande Realidade; e que, finalmente, curar significa, inevitavelmente, criar saúde.

Doutor Francesco Di Ludovico
Médico Cirurgião especialista em Fitoterapia e Etnofarmacologia.

INTRODUÇÃO

O presente trabalho foi construído a partir do seminário que apresentei na cidade de Portalegre (Portugal), em 2008, durante o IV Congresso Internacional de Saúde, Cultura e Sociedade, organizado pela Associação para a Investigação e Desenvolvimento Sociocultural (AGIR). Naquela intervenção quis apresentar outras maneiras, diferentes das da ocidental convencional, de estudar os desequilíbrios e problemas de saúde, centrando-me na pulsologia chinesa e na inspeção da língua como dois dos procedimentos indagatórios mais importantes da Medicina tradicional chinesa (Medicina Tradicional Chinesa).

Na atualidade, a Medicina Tradicional Chinesa segue linhas paralelas que, longe de distanciá-la da sua essência e valor, fortalece-a com novas contribuições, fruto do contato e do desenvolvimento com diversas sociedades e culturas do planeta. Temos as linhas tradicionais e originais, por um lado, e a intercultural (com formas diversas), por outro. As primeiras podemos encontrar nas formações de escolas asiáticas correspondentes a diferentes tradições, e nos estudos das universidades chinesas. Também existem as práticas populares centradas em costumes, formas, modos e procedimentos curativos e ideológicos locais, e em grupos não orientados sob o ponto de vista acadêmico (oficial). Outra linha é a que surge do resultado do encontro da cultura terapêutica chinesa com culturas de outros povos e sociedades ao longo do planeta (Aparício, 2004). Ela é ensinada em idiomas muito variados e adapta-se à realidade cultural básica da sociedade na qual se apresenta/difunde.

No livro do investigador franco-chinês Anthony Tao (2003), podemos ler que a Medicina tradicional chinesa tem origem na cisão do xamanismo arcaico, cujo ramos se especializaram como curativo.

Entendemos a Medicina tradicional chinesa como sendo todas as variantes locais da terapêutica tradicional chinesa; referindo-nos com essa expressão às maneiras de entender e atender a saúde dos grupos que povoam o espaço chinês. Nesse sentido, a Medicina Tradicional Chinesa provém do xamanismo (sistema organizativo complexo das sociedades arcaicas) e baseia-se na tradição (nas diferentes tradições locais), o que a diferencia essencialmente do sistema terapêutico ocidental científico-convencional, estendido na atualidade por todo o mundo.

Existem semelhanças entre os sistemas curativos tradicionais asiáticos e norasiáticos, e os tradicionais de outros lugares do planeta; como por exemplo, os ameríndios. Nesse sentido, supondo que o xamanismo arcaico fosse a instituição mais importante dos grupos humanos do paleolítico, tal matriz cultural teria passado com os emigrantes norasiáticos pelo Estreito de Bering no seu trânsito do Nordeste Asiático para o Noroeste Americano (Aparício, 2007). Hoje, no entanto, não podemos observar uma continuidade cultural, mais do que entre alguns grupos esquimós, cujas relações (de todo tipo) com os siberianos não foram cortadas ao longo da história.

A medicina chinesa e outras etnomedicinas são sistemas de atenção à saúde encaixados nas culturas básicas de suas respectivas sociedades, como acontece com a medicina ocidental-convencional. Porém convém saber que existe:

a) Formas de atenção tradicional ocidental.
b) Formas de atenção tradicional não ocidental
c) Formas de atenção não tradicional padronizadas, surgidas na Europa e estendidas universalmente com a medicina ocidental convencional.

Os sistemas tradicionais ocidentais seguem as linhas naturalistas dos séculos precedentes. Neles, podem incluir-se: a naturopatia-fitoterápica, diversas formas de atenção manual, a homeopatia e outros modos de curar mais ou menos centrados no simbólico e no cultural (populares).

Os sistemas tradicionais não ocidentais também seguem linhas naturalistas-culturais (simbólicas) dos grupos humanos nos quais se desenvolveram. Os mais conhecidos são: Medicina tradicional chinesa, medicina mesoamericanas (medicina tradicional mexicana), ayurveda e medicina tibetana. Porém, podemos incluir aqui todas as formas de entender e atender os problemas de saúde de todas as sociedades tradicionais do planeta.

O chamado sistema terapêutico ocidental-convencional tem a ciência como base, e é entendida a partir da antropologia como uma consequência tecnológica moderna e estandardizada em todos os lugares.

O desenvolvimento da ciência antropológica, nos séculos precedentes, nos aproximou da compreensão humana como soma ou sucessão de feitos (humanos), relacionados com seus contextos (natureza, sociedade e cultura). Franz Boas (1993), expôs que nenhuma sociedade é superior à outra, e entendemos que cada uma tem sua via de desenvolvimento. Pensamos também que não há por que comparar essas vias. Não existem linhas mestras naturais que sejam marco ou referência, às quais todos os grupos se tenham de aproximar com o tempo. Para Clifford Geertz, não existe sociedade em fase de desenvolvimento pré-científico (Geertz, 1990).

A ciência (da forma como a entendemos hoje) é uma conquista cultural da sociedade europeia, porque houve premissas históricas e culturais que assim o possibilitaram. Segundo Anthony Tao (2003), a herança grega, considerando que o universo funciona com leis que o pensamento é capaz de decifrar e compreender, o cristianismo e o judaísmo como religiões que entendem um Deus transcendente separado da natureza, foram as razões do surgimento da ciência. A natureza, nas culturas cristãs e judaicas, permaneceu livre de animação, susceptível de ser explorada com o pensamento lógico-racional e susceptível também de ser dominada.

As culturas árabes beberam das fontes gregas, incorporando o pensamento helenista a suas tradições (principalmente oficial), como assinala José Martinez:

> Ao longo de um extenso processo, os árabes receberam os fundamentos da cultura, da filosofia e da ciência grega e souberam incorporar o legado cultural filosófico que transmitiram ao Ocidente[1].

As culturas tradicionais (sem influência greco-latinas), não só da Ásia, Norte da Ásia ou América, mas também da Europa, sempre consideraram tudo que foi criado e existe como unidade na qual o material e o não material eram inseparáveis (imanência – tradicional – diante da transcendência – judaico-cristã). Nas tradições asiáticas e ameríndias atuais, a natureza física se entende atravessada, animada: por *Qi*, por essência divina, por espíritos etc. Consideramos aqui que esses termos e expressões são imagens discursivas e representações para que se tornem compreensíveis. Cada um pertence ao seu contexto sociocultural, entendido e avaliado em relação a outros elementos do mesmo contexto. E são os membros das culturas quem dão a autêntica informação sobre suas conquistas culturais.

É evidente que nem os chineses, nem os ameríndios, nem outras sociedades do planeta, diferentes da europeia, tiveram os mesmos precedentes históricos. Por isso, é impossível que, de forma natural (sem influências de fora, sem interferências etc.), consigam chegar às mesmas consequências culturais em um local ou em outro. Podem ser parecidas, porém não necessariamente iguais. Por

---

[1] José Martínez Gázquez, Los Árabes y el passo de la Ciencia Griega al Occidente Medieval. Disponível em: www.hottopos.com/rih8/martinez.html.

consequência, a ciência nascida na Europa não tem por que surgir espontaneamente na sociedade e cultura extra-europeias[2].

A ciência não é uma conquista humana alcançável de maneira natural (por evolução das sociedades) em todos os grupos humanos do globo. O certo é que o colonialismo europeu foi o responsável pela imposição mundial do modelo de progresso ocidental. É, portanto, uma questão de "jogo hegemônico" (poder e política). Muitos dos discursos surgidos na cultura ocidental tem sido, e seguem sendo, etnocentrista.

O etnocentrismo ocidental impregnou os programas educativos de suas sociedades e de outras que os adaptaram.

Não são mais "avançadas" uma sociedade e uma cultura por seguir um modelo de progresso concreto, o seu, ou outros impostos.

A maior prova temos na comparação da sociedade ocidental com a de um povo africano, ou outro asiático, ou ameríndios tradicionais na atualidade. Em termos gerais, a nível de opinião pública, e inclusive de certos titulados ou cientistas (ocidentais/não ocidentais), pondo uma sociedade ao lado de outra, considera-se mais "avançada" a ocidental. Tal consideração se deve a supremacia de modelos de comparação (falando de progresso), o ocidental-convencional. A conclusão a que chegamos é a de que ainda segue existindo etnocentrismo ocidental: em muitos currículos de ensino de países europeus e de cultura ocidental, em meios de comunicação, em manifestações e iniciativas culturais públicas e privadas, na economia etc.

A pobreza e outros traços observáveis hoje no chamado Terceiro Mundo são a consequência da ruptura no

---

[2] Chamamos culturas e sociedades extra-europeias aquelas que total, ou parcialmente, ainda seguem suas linhas de progresso próprio, sem alterações significativas, fruto das influências europeias.

passado de suas linhas naturais de progresso, e da intromissão de ideias, organizações, políticas, economias e desejos alheios (colonialismo).

A medicina chinesa, a medicina ayurvédica, a medicina mexicana, diferem entre si, ainda que tenham em comum o apelativo de tradições (cada uma baseada em sua tradição). E todas elas diferem da medicina ocidental-convencional. O sistema científico não é melhor nem superior em relação aos sistemas tradicionais, somente diferente. Todos, aqueles e esses, são, ou podem ser, válidos e úteis (ao menos, em seus contextos respectivos). Alguns já transcenderam os limites de suas sociedades como é o caso da medicina ocidental, porém, também o da Medicina tradicional chinesa, objeto de nosso estudo.

O encontro da teoria médica chinesa com o pensamento de outras sociedades tem dado lugar a um sistema intercultural híbrido, como dizíamos ao princípio, resultado da necessidade de acomodação de princípios originais e culturas diferentes (Aparício, 2004). A medicina chinesa tem seu próprio método de trabalho, sua forma de indagação e sua maneira de diagnosticar e atender. A interrogação, a apalpação, a pulsologia chinesa, a observação, a audição, o olfato e até a obtenção de informações pelo sentido do gosto, são os procedimentos tradicionais para conhecer os traços individuais do problema que temos à frente. Entre todos, vamos ver e analisar, utilizando a intermediação da antropologia (para melhor compreensão), a pulsologia e a observação da língua como procedimento chave na elaboração do "juízo clínico" (expressão que tomamos emprestada da cultura e do pensamento ocidental convencional), e a opinião especializada sobre o problema que estamos estudando.

Dentro da Medicina Tradicional Chinesa, já como sistema intercultural, também podemos estabelecer diferenças baseadas:

a) Nos programas de ensino criados e oferecidos em escolas e centros de formação (mais/menos aproximados às origens e ao simbolismo médico chinês, mais/menos interceptado-influenciados por outras ideias, princípios terapêuticos, formas de tensão, políticas diversas etc.).

b) Nas finalidades que movem ao desenvolvimento, difusão e prática de tal sistema de atenção.

c) Nas influências, imposições e condicionantes que seus representantes praticantes ou difusores recebem em seus respectivos contextos socioculturais, políticos e econômicos.

Os centros de formação de Medicina Tradicional Chinesa na Europa e América fabricam programas mais ou menos aproximados aos programas oficiais chineses e a tradição simbólica chinesa. Existem centros que se baseiam em tradições arcaicas, ensinando uma Medicina Tradicional Chinesa afastada da que se ensina oficialmente nas universidades chinesas. A casuística é ampla. Existem ensinos que, em geral, seguem as escolas; porém não há uma norma, já que fora da China os estudos de Medicina Tradicional Chinesa não costumam estar incluídos na oferta oficial das escolas superiores. Alguns centros, na Europa e América, trabalham pela oficialização de tais estudos, sacrificando parte da essência definidora da Medicina Tradicional Chinesa: seu simbolismo. Por medo de que o sistema não aceite os programas tradicionais, "reinventam" a Medicina Tradicional Chinesa, desenhando currículos que pretendem aproximar-se aos conteúdos biológicos dos estudos da medicina oficial convencional.

Em outros casos, aborda-se a Medicina Tradicional Chinesa de forma biológica. Os alunos que recorrem a esses centros aprendem uma Medicina Tradicional Chinesa intercultural relativamente desvirtuada. Formam-se praticantes de técnicas, manejando ferramentas discursivas e de racionamento médico chinês ocidentalizado e pobremente definidos. É o caso dos acupunturistas que seguem uma maneira de trabalhar baseada no "rescentismo", por exemplo. Há escolas na Europa e América que, sem criar a necessidade de agradar o Sistema Oficial, expressam uma interculturalidade mais honesta, surgida de uma articulação de culturas (chinesa/não chinesa) não forçada nem planificada por interesses de índole diversa.

As finalidades que movem o desenvolvimento, difusão e prática do sistema médico chinês no mundo são muito diversas:

- O interesse da China por estender uma parte tão importante de sua cultura como o seu sistema de cura (melhor: modo de ajudar no reequilíbrio).
- O interesse saudável e honesto de conhecedores e praticantes não chineses em oferecer esse modo de atenção.
- O interesse de naturistas e representantes das chamadas "medicinas alternativas" em difundir a Medicina Tradicional Chinesa como um sistema alternativo, surgido das correntes da "nova era" ou da pós-modernidade.
- Interesse mercantilista.
- Outros.

Os traços de interculturalidade do sistema curativo chinês também vêm definidos por condicionantes das sociedades de acolhimento e desenvolvimento, de suas economia e políticas. É evidente que o sistema médico ocidental-convencional tem uma relação muito estreita com a indústria do medicamento; pelo que quaisquer outros sistemas que não se apoiem nos remédios de patente são considerados concorrência, encontrando dificuldades para oficializarem-se. Muitos representantes do pensamento científico (hegemonismo ocidental) frontalmente às maneiras diferentes de ver as coisas: distinguindo a saúde da doença e da terapêutica (provenientes de óticas e posições culturais diferentes a convencional); assim como a maneira diferente de atender os problemas. É uma oposição etnocentrista apoiada em pilares economistas e políticos. Tais fundamentos validam essa oposição, nos âmbitos que a creem-emitem, estendendo-a e impondo-a em outros, graças ao poder e às políticas dos grupos e governos dominantes (em uma grande quantidade de países).

Voltando ao tema da interculturalidade, ao final, cada profissional de Medicina Tradicional Chinesa (de diferentes lugares do mundo), apresentará traços (de interculturalidade) pessoais resultantes das interações com todo o conglomerado anteriormente exposto. Para alguns, a interculturalidade na saúde acrescenta novos recursos e recursos combinados, enriquecendo a terapêutica. Para outros, é só uma "brincadeira" e um contraponto pequeno ao sistema maioritário e dominante: o ocidental convencional.

Nosso objetivo neste trabalho é apresentar dois dos procedimentos de diagnostico chinês, a pulsologia e a inspeção da língua, dentro da interculturalidade em saúde, defendendo os modelos da Medicina Tradicional Chinesa interculturais que, enriquecidos com as contribuições das sociedades e culturas diferentes da chinesa, mantém o simbolismo ancestral da Medicina Tradicional Chinesa, pilar e eixo sobre os quais gira o sistema médico chinês.

Por mais intercultural que seja a Medicina Tradicional Chinesa, perderá seu sentido se abandonar esse simbolismo.

A antropologia não só admite, mas também define os simbolismos das culturas como senhas de identidades que as definem e diferenciam. Não é necessário explicá-los "à luz da ciência". Se houver interesse em aprender e praticar honestamente a Medicina Tradicional Chinesa, deve-se estudá-la como tal, em seu próprio "juízo cultural", admitindo seus conteúdos e usando seus métodos sem tentar "domesticá-los". Podemos associar outros conteúdos que nos complementam e ajudam (interculturalidade), porém, devemos fazê-lo como algo bilíngue, pensando em cada momento no sistema que está sendo utilizado, sem impor um ou outro.

A Medicina Tradicional Chinesa é diferente do resto do sistema de saúde e de reequilíbrio da saúde, pelo que deve usar seus próprios métodos e procedimentos no estudo, análise dos problemas e propostas de ajuda.

A Medicina Tradicional Chinesa não é uma "medicina alternativa" a incluir no pacote das "medicinas alternativas" feito pelos representantes da Nova Era e os Pós-Modernistas. Como modos interculturais, não se quer dizer a apropriação e o uso de métodos alheios, mas sim, o trabalho mental no racionamento com elementos culturais diversos que, ajudando-se uns a outros, aproximam-se ao exato diagnóstico e às respectivas soluções.

1- A PULSOLOGIA CHINESA

Existem numerosas e diferentes fontes das quais podemos recorrer para estudar o significado e o uso da pulsologia chinesa, tanto na língua chinesa como em fontes em outras línguas. Minha explicação segue a linha acadêmica oficial-convencional do ensino da medicina chinesa na atualidade. Apresenta-se aqui de forma muito resumida.

No entanto, o fato de expô-la em uma língua diferente da chinesa implica que falemos de uma medicina intercultural.

A Medicina Tradicional Chinesa é uma medicina "sociobiopscicoecocultural", como a maioria das medicinas tradicionais do planeta (Aparício, 2007).

Isso quer dizer que atende o ser humano a partir de um modelo complexo, não a partir do modelo biológico próprio e característico da medicina convencional ocidental. Os males na Medicina Tradicional Chinesa são vistos como situações de desequilíbrio (desarmonias, assim chamadas por T. J. Kaptchuck, 1995), que se apoderam da pessoa por completo, ainda que, aparentemente, manifestem-se mais em uma parte. Os problemas de saúde não são entendidos, nem transmitidos, como fatos isolados com uma causa específica, mostrando-se de forma unidirecional, mas sim como fatos vividos nos quais intervêm as expressões de alteração relacionadas com outros fatos simultâneos na pessoa e fora dela.

Para entendermos melhor, podemos dizer, por exemplo, que quando lançamos uma pedra na água, ela produz ondas que, ainda que atenuadas, chegam a todos os pontos da superfície, até tocar nas margens. Da mesma forma, um mal não afeta só a parte ou função do corpo específica, menos ou mais implicada, mas também, de maneira atenuada, chega ao resto do corpo e, através da vivência, na pessoa como um todo.

A Medicina Tradicional Chinesa é criativa no trabalho de aproximação compreensiva e no de curar (modo de atender e caminho de ajuda e atenção).

Isso quer dizer que as soluções aos problemas podem compor-se como um quebra-cabeça diferente, tendo em conta a aproximação compreensiva e a escolha terapêutica de cada especialista ou profissional. Por exemplo: diante de um problema que chamamos de prisão de ventre, bem diferenciado e situado[3], diferentes profissionais poderiam optar por propostas e soluções terapêuticas diferentes, baseadas, cada uma, em sua forma de compreensão da alteração apresentada. Poderia ser feito uma proposta, segundo o diagnostico Zang-fu (órgãos e vísceras entendidos: a) como imagens discursivas que se atem a estruturas e funções do corpo, e b) como expressões simbólicas que tem a ver com a integridade e a complexidade da pessoa humana em relação com seu entorno social, natural e cultural". Ainda poderiam fazer outra proposta, segundo o diagnóstico meridiano: "visão da circulação bioelétrica - expressão que usamos para entender – a sua passagem pela pele e pelo interior". E poderiam fazer ainda propostas a partir de outras perspectivas, inclusive mistas.

A pulsologia chinesa nos proporciona informações que obtemos, tocando três pontos próximos à mão sobre a artéria radial (pulsos radiais) e outros pontos do corpo (pulsos distais). É importante que a percepção seja sensorial, e a interpretação seja quantitativa-qualitativa.

Agora explicaremos de forma sucinta

---

[3] Existem várias classes de prisão de ventre, segundo a Medicina Tradicional Chinesa que se deve entender e singularizar para cada pessoa.

Para Eric Marié, a formação dos pulsos depende de vários parâmetros, principalmente da atividade funcional dos Órgãos e das Entranhas, que imprimem aos pulsos característicos identificáveis; a Energia fundamental (*Zong Qi*), que controla o pulso e a regularidade do ritmo cardíaco; a Energia do Estômago (*Wei Qi*), que representa a parte constitutiva mais importante, porque o Estômago é a fonte de alimentações para o conjunto dos Órgãos, Entranhas e tecido do corpo; o *Qi* e o Sangue, porque os pulsos se formam mediante o encontro de duas forças complementares: o *Qi* e os Vasos (*Mai Qi*), natureza Yang e massa de sangue, de natureza *Yin* (Marié, 1998, p. 253).

A terminologia chinesa em *Pi Jin* (fonética chinesa e alfabeto latino) translada à nossa mente os modos de pensamento e organização do estudo e da análise das coisas (e dos problemas de saúde) próprios dos chineses. As ideias tomam forma através da palavra, de palavras.

A tradução de um idioma a outro não leva consigo a transferência de experiências, mas sim, a sua interpretação. Em castelhano ou em português, em francês ou em inglês, falamos da medicina chinesa conforme a entendemos e comunicamos em nossas línguas.

As palavras originais que mantemos na comunicação médica fora da China são chaves linguísticas com as quais nos referimos a determinadas representações discursivas sobre saúde e doença; ou sobre aspectos específicos de ambas. Do simbolismo original das expressões gráficas chinesas, passamos a uma interpretação que nós fazemos adaptada e acomodada às nossas realidades "sociobiopsicoecoculturais" respectivas.

De acordo com tudo isto, **entendemos a pulsologia chinesa como a expressão da dinâmica complexa do indivíduo em pontos determinados de seu corpo.** Essa dinâmica tem a ver com a circulação do sangue, com o que os chineses chamam *Qi* (que aqui interpretamos como energia vital ligada ao sangue), e com a atividade dos órgãos internos; porém, advertindo que nossos órgãos e o nosso sangue físico (o que significam em nossas línguas e culturas) são, além disso, no pensamento tradicional chinês, órgãos e sangue simbólicos (dotados de mais associações conceituais do que as que definem a biologia e a ciência ocidental).

Apalpando o corpo, obtemos informações sobre a natureza e a localização das doenças. Porém, não esquecemos que não falamos de doenças a partir do ponto de vista biológico, mas sim a partir da visão ampla, complexa e inter-relacionada do ser humano (doença como desequilíbrio e como vivência, não unicamente com expressões isoladas de um problema concreto com uma causa diferenciada). Como os pulsos são uma expressão do dinamismo vital, neles são produzidas constantemente variações de matiz. O profissional ou o estudioso deve conhecer padrões gerais que permitam determinar as características do problema que tem diante de sí, localizando no "espaço de alterações" que irão perfilando-se e definindo-se com outros procedimentos do exame clínico (por exemplo: a observação da língua).

Com cada mão apalpa-se sobre três locais ao longo da artéria radial. Esses lugares denominam-se: *cun, guan, chi* (que foram traduzidos por: *polegar, barreira e pé*). Diante das apófises estiloides do rádio, temos o *cun;* atrás o *guan;* e imediatamente depois do *guan* (até o cotovelo) está o *chi.* A obra didática: *Fundamentos de Acupuntura y Moxabustión de China* (1997, p.50) publicada pelo Centro de Edição em Línguas Estrangeiras de Beijing, assinala: "As três regiões, *cun, guan* e *chi* da mão esquerda refletem respectivamente a condição do coração, fígado e rim, e as da mão direita, a condição do pulmão, baço e rim".

Como já foi dito, e usando a antropologia como ponte de aproximação entre culturas, quando se fala de órgão, ou quando se faz referência expressa a algum deles, em Medicina Tradicional Chinesa, não nos referimos só à estrutura orgânica que se manipula (quer dizer, a suas características físicas, construtivas e de funcionamento), mas também a traços simbólicos que a acompanham e a aspectos estruturais e funcionais mais amplos e inter-relacionados que, segundo a compreensão do corpo e da pessoa em Medicina Tradicional Chinesa, relacionam-se diretamente com o órgão mencionado.

Nos pulsos, detectamos aspectos quantitativos relacionados com o bem-estar e os desequilíbrios, perceptíveis através do tato; e aspectos qualitativos (qualidades) que se organizam ao redor da expressão *Yin/Yang* como procedimento dialético de ordenamento e classificação (Aparício, 2004).

Assim, quando falamos, por exemplo, de *pulmão*, estamos nos referindo a feitos biológicos amplos relacionados com este órgão e/ou com suas funções. Porém, além disto, com outras partes do corpo e outros feitos da pessoa por completo que tem relação direta/indireta com a estrutura mencionada e suas funções. A ele deve-se somar as características e os traços simbólicos associados ao mencionado sistema e definidos na tradição médica chinesa.

As condições ideais para a tomada de pulso chinês, segundo o livro: *Fundamento de Acupuntura y Moxabustión Chinesa* (1997), são as seguintes: a pessoa, comodamente sentada, estende o braço e o apoia sobre uma almofada com a palma da mão para cima. O médico localiza o pulso *guan* com a ponta do dedo médio. Os pulsos *cun* e *chi* se localizam respectivamente de forma natural com os dedos indicador e anular.

A técnica consiste em pressionar ligeiramente até perceber o batimento ou pulsação. A pressão inicial suave segue uma pressão média e outra profunda (relativa). Os dedos do profissional, entretanto, sobem e baixam até localizar a onda de batimento que se percebe de forma unitária.

No entanto, também pode-se falar de cada pulso individualmente. Como na Medicina Tradicional Chinesa, cada *órgão Zang* (na realidade, sistema complexo), está associado a uma *víscera, Fu,* podemos precisar mais os pulsos, dizendo que a percepção superficial corresponde aos *Zang (pulmão, baço, rim, coração, fígado, rim),* e a profunda aos *Fu (intestino grosso* -associado ao *pulmão-estomago,* - associado ao *baço -, bexiga,* -associado ao *rim - intestino delgado* – associado ao *coração -, vesícula biliar* -associado ao *fígado -* y San Jiao – associado ao *pericárdio* ou ao *rim* segundo escolas -).

O momento ideal para tomar os pulsos é pela manhã, ao acordar. Porém, como isso nem sempre é possível, é melhor tomá-los sem que a pessoa tenha feito esforço físico antes, nem depois de fumar, nem depois de beber, nem se tiver tido relações sexuais ou se estiver transpirado, se tiver se alimentado, experimentado emoções fortes, participado de discussão, se tiver tomado algum medicamento importante ou ingerido substâncias estimulantes ou alteradoras de equilíbrio e a racionalidade. A palpação dos pulsos deve durar entre meio e um minuto em cada mão.

Para avaliar a variabilidade dos pulsos, deve-se ter uma referência de normalidade padrão que se ajustará depois à pessoa que temos à frente. A normalidade de uma pessoa não tem que coincidir exatamente com a normalidade de outra pessoa; mas sim, ambas devem encontrar-se dentro da franja relativa de normalidade padrão. Por regra geral, uma pessoa saudável tem 4 - 5 pulsações por ciclo respiratório completo. Temos de ter em conta a idade, a constituição, a dedicação e o estilo de vida da pessoa que temos à frente para entender melhor seus pulsos.

Quanto à frequência, por exemplo, o pulso de um bebê é muito mais rápido que o de um adulto. O pulso de uma criança de 6 anos é mais rápido (do que o de um adulto). O pulso de alguém cujos pais possuem pulsação rápida tenderá a ser rápido. O pulso de um esportista costuma ser mais lento que o de uma pessoa comum. As mulheres costumam ter pulso mais rápido do que os homens etc.

Se nos fixarmos na regularidade, o pulso normal padrão não deve ter interrupção nem alterações ou diminuição de ritmo. Deve ser um pulso tranquilo. Em umas 50 pulsações não deve haver pausa.

Na Medicina Tradicional Chinesa, os pulsos radiais devem perceber-se como uma onda que chega aos três dedos do profissional. No entanto, a repartição justa não significa a mesma percepção de pulso em todos os locais.

O ponto *chi* de ambas as mãos costuma ser menos perceptíveis que o resto em superfície. Os pulsos da mão esquerda geralmente são mais fortes que os da mão direita. O pulso varia dependendo das estações e da hora do dia (clima e cronobiologia).

A nível de localizações específicas, o pulso de cada *órgão* ou *víscera* terá as características particulares de matiz de pulso geral correspondente a cada estação; tenhamos em conta que, na Medicina Tradicional Chinesa, a relação e interação com o meio climático é muito valorizado, entendendo que o ambiente afeta de forma diferente, segundo a época do ano.

Além disso, cada *órgão-víscera* tem uma relação própria com as distintas estações do ano. Assim, por exemplo, *pulmão* depende mais do outono; *coração*, de verão; *rin*, de inverno etc. Há outras características de influência a ter em conta cuja complexidade faz com que não as exponha aqui.

Os problemas e alterações do bem-estar variam de acordo com a normalidade de cada um, podendo modificar a frequência, a dimensão, a forma, o ritmo, a posição, a intensidade de seus pulsos, chegando até a 28 pulsos patológicos. Os pulsos anormais mais frequentes, ou mais frequentemente detectados, são: superficial (pequena percepção ao tocar, que desaparece ao pressionar; típico de processos de desgastes, doenças crônicas, debilidade e cansaço...); profundo (percebe-se pressionando forte. É típico de problemas internos); lento (frequência inferior a 4 pulsações por respiração completa; típico de síndrome e alterações no campo de deficiência, debilidade, esgotamento, frio); rápido (ao contrário que o anterior: mais de 4-5 pulsos por respiração completa. Síndrome e problemas de excesso, calor, plenitude, agitação...); escorregadio ou deslizante (verifica-se um pulso como pequenos grãos de chocalhos. Costumam coincidir com síndromes de acumulação e bloqueio: líquidos, fleumas, gravidez...); tenso ou frouxo (como se fosse uma corda que se solta. Próprio de maus de deficiência de *Yin* e hiperatividade de *Yang* de *fígado;* quer dizer: perda de líquidos ou massa acompanhada de calor metabólico); pleno ou forte (pode ser normal em determinados momentos da vida e da juventude; pode ser normal em alterações de tipo excesso, calor, hiperatividade, hipermetabolismo, grande dinamismo biológico por alterações. E forte em superfície e em profundidade, muito vital); débil (sem força, pouco perceptível em superfície e perdido ao pressionar, próprio de síndromes de deficiência); Filiforme (pulso como um fio, geralmente pouco perceptível, porém pode perceber-se mais quando há infecções e perda de líquidos); curto (rápido com pausas irregulares; síndromes de hiperatividades de calor e retenção de alimentos); intermitente (com pausas irregulares; síndromes com perda de energia, sangue...).

Os pulsos podem estar associados em superfície e/ou em profundidade. Dessa maneira, podemos detectar um pulso filiforme e rápido na superfície e diferente em profundidade, ou um pulso escorregadio e lento em profundidade e diferente em superfície etc. Em todo o caso, não esqueceremos as características individuais da pessoa que temos à frente, e o momento do dia, a época do ano e outros fatores e elementos internos e externos a ela que condicionam a expressão do seu pulso. Muito menos temos de esquecer que os pulsos são uma contribuição de informação que deve incluir dentro de uma percepção global e inter-relacionada da pessoa doente. Será o todo, a informação completa, analisada e estudada, a que nos proporcionará a aproximação maior ao estado de alterações sofridas, observado e narrado.

Todos os pulsos podem se classificar em: pulso *Yin* e pulso *Yang*. Esse procedimento nos orienta e guia na mudança a seguir na aproximação compreensiva do problema. Antropologicamente falando, entendemos como pulsos *Yin* os pulsos pouco perceptíveis, lentos, débeis, perdidos, pouco manifestados; e pulso *Yang* os fortes, acentuados, sustentados, intensos, inquietos, rápidos. O profissional experiente diferenciará individualmente (cada pulso) se for necessário; e definirá se a alteração está em *órgãos* (*Zang*) ou *vísceras* (*Fu*), sem esquecer que nenhum desequilíbrio é um fato isolado na pessoa; quer dizer, que tudo tem a ver com as interações e com a dinâmica e gestão das experiências que ela faz.

A pulsologia se completa muito bem com a informação proporcionada pela língua, ajudando a precisar e concretizar a síndrome ou alteração troncal; assim como o desequilíbrio específico chegando ao caso.

2- A LÍNGUA

A inspeção da língua completa-se com a informação de experiência e percepção local que a pessoa doente nos dá. Constitui um processo muito eficaz para aproximarmos ao caminho até a compreensão do problema. A informação visual, de entrada, contribui com elementos de conhecimentos aparentemente mais claros e rápidos que a apalpação dos pulsos. Porém a complementação de ambos os procedimentos, como temos dito, desenha com muita mais nitidez o mal que o doente sofre e cuja experiência comunica.

A obra: *Fundamento de Acupuntura y Moxabustión da China* (1997, p.42) expõe:

> A língua se relaciona estreitamente com os órgãos *Zang Fu*, os canais e colaterais, *qui, xue* (sangue) e os líquidos corporais. Qualquer desordem desses se reflete na língua. Pode-se diagnosticar pela observação da cor, forma e condição da secura umidade tanto da língua como de sua saburra e sua mobilidade.

Bem, vamos explicar o parágrafo anterior. Da mesma forma como quando falamos de *órgãos* e *vísceras* na exposição dos pulsos, diremos também aqui que a expressão *Xue* não equivale exatamente ao sangue como simples líquido físico; nesse caso, orgânico, mas como fluido vital (entendendo o termo vital como algo relacionado com a vida no sentido biológico e simbólico). Esse sangue move, anima e dá vida, constitui-o, aquece-o, impregna a energia fundamental que os chineses chamam *Qi*. A característica do vital, precisamente, não é o sangue que lhe dá, mas sim o *Qi* que contém. Os termos: *canais* e *colaterais* fazem referência a vias e circuitos vitais que recorrem e entrelaçam o corpo como uma rede densa de natureza biológica, bioelétrica e simbólica paralela e associada por sua vez aos circuitos neurais, à circulação sanguínea e à linfa.

Para entender o *Qi* do qual temos falado, diremos que se pareceria ao *Quantum* físico; quer dizer, a algo que é ao mesmo tempo matéria e energia. Pelos canais e colaterais também circula o *Qi*.

Os líquidos corporais, como qualquer outro elemento constitutivo do organismo, entendem-se em Medicina Tradicional Chinesa como fluidos biológicos com densidade muito variável e composição completa também por inércia (*Qi*).

A língua pode informar-nos de todas as características dos fluidos orgânicos, desde os compreensíveis a partir do ponto de vista da física até os mais subtis e sem aparente suporte material (canais ou meridianos que definem a anatomia acupuntural). Uma língua normal (normalidade padrão, convencional) tem um corpo que cabe entre os dentes, uma cor rosada, uma mobilidade escassa ou nula, uma umidade relativa e uma capa de saburra ligeiramente perceptível, limpa e brilhante. Não tem marcas e não está nem flácida nem tensa.

Ao examinar a língua temos de fixarmos, pois: em sua forma, seu tamanho, sua tensão, suas marcas, sua cor, sua umidade/secura e sua saburra. No entanto, como fizemos com os pulsos, temos que entender o que observamos dentro da normalidade específica da pessoa que temos à frente. Isso não nos deve levar a uma generalização ou a pensar em "línguas-tipo" restritas que se aproximarem às já observadas. Cada pessoa tem uma anatomia própria, e é essa outra característica que faz com que sua língua seja diferente das línguas de outras pessoas, mostrando traços que devemos entender dentro da observação global e inter-relacionada de cada indivíduo.

Feito essa salvaguarda, centramo-nos na normalidade padrão, dizendo que, quando o corpo da língua é grande e grosso, pálido e com marcas dos dentes, isto mostra uma maior deficiência de *Qi* (energia) e de retenção de fleuma (umidade, líquido, mais metabolismo de eliminação). Se o mesmo corpo é grande e de cor vermelha escuro, a informação nos remete a cor patógena no interior, estando possivelmente relacionada ao coração.

Uma língua delgada pode ser uma característica anatômica da pessoa ou pode indicar uma perda de *Yin* (massa, líquido, fluido...).

Se a língua se move como uma pulsação ou se desvia com tensão até os lados, falamos de um problema de vento (alteração que implica ao metabolismo e desequilíbrios em funcionamento de *fígado, vesícula biliar e/ou coração*, entendido como sistemas complexos). Uma língua que se move sem motivo mostra nervosismo, agitação, mal sono, pressão, tensão muscular. As marcas de dentes também costumam associar a situação ou a pessoas hiperativas e nervosas.

Quando a língua mostra uma cor pálida, já mencionamos, *indica* deficiência, cansaço, problemas crônicos, frio, decadência ou convalescência de uma longa doença (desequilíbrio *Yin*). Quando a cor é vermelha forte, indica calor, hiperatividade (desequilíbrio *Yang*).

Quando a cor que se percebe é negra, pensamos que estão, ou podem estar afetadas as "vias de água", os rins, a bexiga. Quando a língua aparece com petéquias, falamos de estancamento de *Xue*. Se a língua está ressecada temos um problema com os líquidos corporais e com as digestões. Talvez se trate de cor que desidrata.

Se a capa de saburra é branca e grossa, porém hidratada, o problema é de frio ou deficiência, mal metabolismo, mal funcionamento gástrico, retenção ou mau transporte dos elementos da alimentação através dos intestinos. Quando a capa de saburra é como uma casca e com coloração amarela, temos calor patógeno que consome os líquidos corporais. Quando capa é fina e amarela temos deficiência de *Yin* (outro tipo de calor).

Quando a língua está rachada (não de nascença) falamos de consumo de líquidos corporais pelo calor excessivo e perda das essências do *rim* (com esta expressão, a Medicina Tradicional Chinesa se refere ao forte desgaste vital por atividades diversas, por doenças ou por uma situação aguda e imprevista que a pessoa sofre e vive). Chama-se língua de espelho aquela em que a capa de saburra desapareceu por completo. (Manifesta um problema de longa duração, onde o fator antipatogênico tem sido gravemente lesionado, e o *Yin* está consumido, deficiência de líquido corporal, deficiência de massa...).

O corpo da língua nos informa sobre a natureza da doença (por excesso, *Yang;* ou deficiência, *Yin*). A saburra nos indica o estado e as características dos fatores patógenos e antipatogênicos. A primeira coisa que temos que fazer quando observamos uma língua é determinar se o problema é *Yin* ou é *Yang*. Logo, com a leitura dos sinais complementaremos o conhecimento da situação.

A língua, como estrutura completa e unitária, é chamada na Medicina tradicional chinesa de "ápice do coração". Observada deste ponto de vista pode nos informar de traços específicos do coração como órgão e/ou de seu sistema energético (significação ampla e complexa), assim como de seus problemas respectivos. A língua também tem a ver com todo o sistema complexo do *baço* e do *estômago* (recepção de alimentos, transporte, transformação, absorção e distribuição de nutrientes e eliminação de resíduos).

Por partes, o ápice tem relação com o sistema *coração/intestino delgado*. Assim, se a ponta da língua se vê *muito* vermelha, falaríamos de cor relativa em *coração*, calor em sangue e/ou calor em *intestino delgado*. A parte oposta, o fundo, a raiz, se relaciona com *rim/bexiga* e podem se aplicar as mesmas características que temos explicado para a língua em geral (exemplo, se há saburra branca, má ou deficiente termorregulação, problemas nas vias de água, alteração no funcionamento renal...).

Toda a parte central tem a ver com *baço/estômago*. As duas partes laterais, imediatamente posteriores ao ápice, tem a ver com *pulmão/intestino grosso*. E as bordas laterais restantes (maior espaço) se relacionam com *fígado/vesícula biliar*. Cada uma dessas partes, segundo a teoria clássica da Medicina Tradicional Chinesa, percebe melhor um sabor. O ápice, o amargo; a área de *rim* (fundo), o salgado; a região de *fígado/vesícula biliar,* o ágrio (azedo); o centro (*baço/estomago*), o doce; e a área de *pulmão/intestino grosso,* o picante.

Podemos interrogar a pessoa sobre sua percepção de sabores ou fazer provas para ver se há alterações nas regiões descritas antes.

Ele também nos proporciona informações para completar o quebra-cabeça sobre o conhecimento do problema que estudamos (do problema na pessoa concreta que vemos).

Diferentes escolas de Medicina Tradicional Chinesa e diferentes autores podem apresentar variações na exposição dos conteúdos teóricos, como escreve Eric Marié:

> O exame da língua é rápido, fácil de realizar (ainda que sua interpretação possa ser complexa, não exige material sofisticado nem técnicas elaboradas) e acrescenta uma grande riqueza de informação. Na semiologia da medicina chinesa, qualquer que seja o sistema dialético utilizado, a língua e a saburra formam parte da descrição de praticamente todos os quadros clínicos ou síndromes (Zheing) que determinam o diagnóstico diferencial de uma afeição. (Marié, 1997, p.220).

Quanto ao método de observação, é preferível examinar a língua à luz natural, com luz de *neon* ou halogêneo. A pessoa deve evitar comer, beber, chupar ou mastigar alimentos e substâncias cuja coloração local interfere e impede um exame correto. Pede-se que mostre a língua de forma normal e natural, dirigindo o ápice até abaixo. Imediatamente, a língua deve voltar ao seu local. O profissional repetirá a observação as vezes que forem necessárias, tendo em conta que, ao estirar-se a língua, pode variar a coloração e as condições rapidamente. Convém informar-se sobre os hábitos respiratórios do paciente, se respira pelo nariz ou o faz pela boca; se respira pela boca durante a noite, e sobre seus costumes alimentares ou o uso de medicamentos ou substâncias. Tudo isso pode influenciar na forma, na coloração do corpo, na saburra e na umidade/secura.

3- A LÍNGUA COMO "ÁPICE DO CORAÇÃO"

A Medicina Tradicional Chinesa trabalha muito com associações e relações discursivas. Tal simbolismo e representações nos ajuda a reconhecer e a seguir o mapa corporal como se de um espaço multidimensional se tratasse.

As diferentes dimensões do corpo e da pessoa manejadas no idioma originário da Medicina Tradicional Chinesa nos possibilitam (traduzidos a outros idiomas) aplicar o sistema em qualquer espaço e contexto cultural no qual nos encontramos, não esquecendo de juntar e articular o conteúdo teórico e os conhecimentos adquiridos pela experiência de praticantes anteriores com a realidade (sociocultural) dos consultantes.

Dentro desse marco, podemos falar de língua também como algo mais que o que temos visto anteriormente. Na teoria médica chinesa, associam-se partes, elementos e funções do corpo e da pessoa de maneira multidimensional (termo com que fazemos referência aos planos do ser manejado na expressão linguística, na análise profissional e na comunicação interpessoal: profissional do cliente). Não referimos ao discurso formado por conteúdos naturalistas e conteúdos tradicionais-simbólicos próprios da Medicina Tradicional Chinesa articulados, como temos dito antes, com formas discursivas do consultante e do profissional.

Na Medicina Tradicional Chinesa, associa-se sistema (energético) complexo *rim* com ossos, ouvidos e orelhas; *fígado*, com olhos e tendões (*Jin*); *baço*, com músculos, lábios e boca; *pulmão*, com pele; e *coração*, com a língua. Há associações mais complexas, objeto dos estudos profissionais, que não vamos tratar aqui. Nos interessa expor a ótica variada que podem ter coordenadas concretas da pessoa no espaço multidimensional do ser humano contemplado pela Medicina Tradicional Chinesa. Uma dessas coordenadas, a língua, relaciona-se especialmente com os líquidos corporais e com o coração. A expressão "ápice do coração" relaciona: coração, estômago, líquidos e sangue; assim como seus homólogos culturais. O especialista que observa uma língua pode reconhecer aspectos correlacionados com outros da forma de ser do consultante.

Costuma-se dizer em Medicina Tradicional Chinesa que o coração se relaciona com a alegria e a tristeza. Analogicamente, também podemos perceber equilíbrio/alteração de traços emocionais mencionados na apresentação da língua. Diz-se que o coração é a casa do *Shen* (emoções, sentimentos e em geral conjunto de todas as atividades mentais). Assim, toda alteração funcional da língua (dificuldade de movimento, influência no falar etc.) pode vir de alterações do *shen*, e pode ter problemas paralelos relacionados com o coração como órgão e com função circulatório.

Uma língua pálida nos "fala" de alguém cansado, esgotado, com frio, triste, apagado; características todas elas advindas como consequência de desgastes por doenças, convalescências, excesso de atividade (em todos os sentidos), perda sanguínea, alimentação deficiente, experiência emocional esgotadora, sobreesforço no trabalho (de maneira continuada e acumulada). Por sua vez, uma língua muito encarnada nos expressa situação de excesso na pessoa, afetando o sangue e possivelmente o coração. Uma língua violácea nos "fala" de *estancamento* na pessoa (bloqueios circulatórios, má circulação geral, má digestão de sua vida emocional...).

Se diz em Medicina tradicional chinesa que o excesso de alegria e seu efeito (tristeza prolongada) danifica o coração. A euforia e a alegria descontroladas podem apreciar-se em indivíduos ou situações com línguas muito vermelhas. A tristeza, a melancolia (como alterações) podem observar-se em pessoas com língua apagadas. Sempre falamos de extremos de alegria e tristeza, extremos que teremos que comparar com o que poderíamos chamar "alegria e tristeza padrões" (quer dizer, que não suponhamos um freio à vida diária e a relações e atividades cotidianas das pessoas).

Na realidade, cada qual tem seu equilíbrio próprio. Deve-se ter cuidado e deve-se ser flexível na hora de falar do equilíbrio em cada pessoa. E é preciso sempre ouvi-la (e, em algumas ocasiões, também a terceiros). É trabalho do profissional de Medicina Tradicional Chinesa individualizar os problemas, servindo-lhe a teoria geral de base para comparar, para refletir e para analisar antes de construir a ideia do problema que tem a sua frente. Tanto quanto uma alegria extrema leva a pessoa a ter problemas, de qualquer tipo, entendemos que tal alegria está condicionada ao conjunto de suas interações com o meio. Da mesma forma podemos dizer para a tristeza extrema e prolongada. Pois bem, a Medicina tradicional chinesa entende esses fatores emocionais como perigosos para o binômio inter-relacionado: coração-shen; e a língua ponde proporcionar-nos a informação visual correspondente a uma informação que nos permite trabalhar na prevenção.

4 - AS TEORIAS CLÁSSICAS

No livro de Nguyen Van Nghi (1981), *Patogenia y patología"*, Nei King nos apresenta o seguinte texto em relação aos pulsos:

> Hoang Ti interroga: 'A energia dos doze meridianos se reflete a nível das artérias. Por que escolher unicamente os dois Thon Khau para julgar o estado dos cinco órgãos e seis entranhas, da vida e da morte?' Khi Pa responde: 'O Thon Khau é o lugar de reunião da circulação energética e sanguínea. O lugar onde se reflete a energia do Cheou Tae Yin. (pulmão) é o começo e o fim da circulação dos cinco órgãos e seis entranhas. Por isso, examina-se os pulsos nos Thon Khau. (Van Nghi, 1981, p. 368).

O autor explica da seguinte forma:

> As energias dos cinco órgãos e seis entranhas descrevem um círculo fechado. Nesse círculo, existe um ponto, o mais exposto, o mais superficial, pelo qual, a seu devido tempo e seguindo uma ordem imutável, passa cada energia. Nesse local, é onde podemos tocá-la. Khi Pa chama a esse ponto Thon Khau (Boca do polegar). Está situado sobre o canal radial do pulso, sobre o meridiano Cheou Tae Yin (pulmões), entre os pontos Lu e Lo. (Van Nghi, 1981:, p. 268-369).

Os livros antigos de medicina chinesa, como o Nei King, usam expressões simbólicas, consideradas poéticas a partir de nossa ótica ocidental pela estranha beleza que as caracterizam. Na realidade, são modos discursivos diferentes dos nossos. Toda a sua tradução para as línguas ocidentais são uma interpretação de discursos originais e arcaicos difíceis de valorizar na hora de atribuir validade de aproximação ao significado original.

René Lorenzi (2005) escreve:

Deve-se tomar em consideração que os vocábulos chineses estão vinculados a uma concepção de mundo e de homem próprios da cultura chinesa. Portanto, ao traduzir esses vocábulos chineses para o idioma de sociedades que não compartilham essa mesma concepção, produz-se algo como uma espécie de 'desnaturalização' de conteúdo dos conceitos e da Medicina tradicional chinesa.

Nós ficaremos, então, com a interpretação que satisfaça relativamente nosso entendimento. Ir mais além, a partir de nossa postura e contexto ocidental, torna-se perigoso, e podem nos fazer entender e transmitir ideias muito diferentes, ou completamente diferentes das originais que se estudam. Na obra de Nguyen Van Nghi expõe-se e analisa a fonte de Nei King sob a luz do pensamento "moderno", porém respeitando a mensagem original, sem tratar de passá-lo por filtros de referência convencional científica. Esse faz com que a obra do famoso médico vietnamita tenha um "caráter antropológico".

Na epígrafe das "técnicas de exame de pulso" (Nguyen Van Nghi, 1981, p. 272), o autor diz:

> A respiração do médico deve ser calma; quer dizer, correspondente a cinco pulsos normais para que o médico possa comparar o pulso do doente com sua própria respiração. A mão do médico deve ter temperatura normal, nem muito quente nem muito fria, para não influenciar no pulso do doente. Deitar o doente sobre uma cama ou fazê-lo sentar-se em uma cadeira. Comprovar que suas roupas não estejam muito apertadas.
> O exame dos pulsos deve praticar-se pela manhã em jejum e nunca depois de uma refeição ou esforço. (Lemos em So Ouenn / cap. 17): 'Escolher a manhã para examinar os pulsos, pois a energia Yin não estará em atividade e a energia Yang não estará dispersada. Estando o doente em jejum, os meridianos e vasos, todavia, não estão cheios, os vasos 'Lo' são, no entanto, harmoniosos, a energia determina os pulsos patológicos.

Enquanto ao exame da língua, expõe Nguyen Van Nghi:

Os antigos davam grande importância à comparação da modificação da língua com a modificação da capa: 'A capa tem mal aspecto, porém a língua mantém sua natureza normal, trata-se simplesmente de uma impureza passageira da energia. A capa pode ter qualquer cor, e o tratamento será sempre fácil. A variação de cor da base da língua é a que dará o prognóstico de vida e de morte. O prognóstico será bom si se vê na base da língua uma ligeira coloração vermelho vermelhão, que se deve à má circulação da energia e do sangue e não ao esgotamento da energia e dos órgãos. O prognóstico será muito mal se a base da língua se apresentar opaca e seca, devido a um esgotamento da energia vital, isto quer dizer que a energia dos cinco órgãos está extenuada e já não chega à língua. A essa coloração de nível da base da língua se chama 'o tono dos cinco órgãos'. (Nguyen Van Nghi, 1981, p. 254-355).

A respeito da formação da capa, Nguyen Van Nghi expõe um texto de So Ouenn (So Wen):

A capa da língua vem da energia do estômago. Os órgãos absolvem a energia do estômago, por isso, o exame da capa pode determinar o frio, o calor, o vício e a plenitude dos cinco órgãos e das seis entranhas. (Van Nghi, 1981, p. 354).

Para Nguyen Van Nghi:

(...) a língua normal é de cor vermelha forte, nem muito úmida nem muito seca, com ou sem capa esbranquiçada. Essa capa pode combinar de tom sem que se modifique a natureza da língua no caso de afeição estacional. Assim, nas doenças de final de verão (umidade, baço, terra, amarelo) a língua não se modifica, pelo contrário, fica amarelada. (Nguyen Van Nghi, 1981, p. 355).

O médico vietnamita, sempre seguindo a luz dos textos clássicos dedica um capítulo importante à percepção e concede ao exame do nariz, dos olhos, dos lábios e das unhas o capítulo das observações.

Mesmo na atualidade, os textos antigos da medicina chinesa seguem sendo farol indicador no estudo dos desequilíbrios da pessoa. São a fonte incontaminada à qual se voltam quando as interpretações de interpretações se afastam da essência definidora do ser e da ciência médica oriental e das atuações em Medicina tradicional chinesa.

No capítulo intitulado: "A longa marcha até Ocidente", do livro de Paul U. Unschuld (2004, p.129), podemos ler sobre os pulsos:

> O diagnóstico do pulso, como chave para a compreensão dos processos que se produzem no corpo doente, atraiu abertamente muito mais a atenção dos europeus, tanto que era uma possibilidade de influências no interior do corpo humano com uma terapêutica desconhecida até então. Por esse motivo, os dois escritos daquele tempo, citados em continuação, estavam dedicados principalmente ao diagnóstico do pulso e da língua, quer dizer, ao diagnóstico de doenças com base a mudanças na coloração e estrutura da língua. Em 1682, o médico alemão Andreas Cleyer, depois de sua estância em Batávia, prestando serviços na Companhia Holandesa das Índias Orientais, publicou em Frankfurt um compêndio de autores anônimos que levava como título: *Specien medicanea sinicae, sive opuscula médica ad mentem Sinensium*. Essa obra continha muitos fragmentos de uma tradução dos textos de pulso Maijue, uma vez que também introduzia indicações de farmacoterapia chinesa. A obra *Clavis Médica ad Chinarum Doctrinam de Pulsibus* do jesuíta polaco Maijue se encontrava totalmente no diagnóstico do pulso. (Unschuld, 1981, p. 134-135).

Unschuld sublinha a importância que recebeu da medicina chinesa, e dentro dela, a forma de indagar o pulso e língua no passado, a partir da descoberta dos velhos textos chineses por europeus; em concreto, pelos autores dos quais fala. Porém, assinala, por sua vez, o problema que pressupõe a tradução e o freio que tal fato foi para o desenvolvimento das discussões e comentários entre interessados e estudiosos. Voltamos ao eterno problema dos modos discursivos e as formas de expressão das ideias nas diferentes culturas.

Neste trabalho estudamos dois procedimentos técnicos de um sistema terapêutico diferente do nosso (ocidental convencional). Falamos da formação intercultural dos médicos chineses em todo o mundo, incluindo a China. Não só se torna difícil entender as fontes clássicas, inclusive em sua língua, mas também se torna difícil decifrar e aplicar os princípios de indagação e os modos de proceder descritos nos textos antigos.

Contamos, no entanto, no mundo atual, com um ensaio mais extenso, de interculturalidade, e uma experiência mais ampla eles. Isso faz com que os costumes, os modos, os procedimentos e as atitudes dos chineses, em todos os sentidos (não só na medicina tradicional), tenham alcançado a nossa sociedade ocidental, aproximando-nos aos aspectos de cultura médica alheia através da experiência, mais do que através do estudo teórico de textos (ou, juntamente com eles).

Os europeus que estudam Medicina tradicional chinesa costumam viajar para a China e realizar pós-graduação; inclusive estudando o curso completo. Aprende-se, assimila-se mais, vendo fazer, observando o contexto de nosso objeto de estudo, participando diretamente na prática sob a tutela dos mestres locais do que através de estudo virtual ou do estudo de interpretações de reinterpretações. Hoje, os profissionais europeus formados em Medicina Tradicional Chinesa entendem o significado de uma desordem de San Jiao pelo estudo associado à experiência e pelo conhecimento de atenções e resultados de outros profissionais e de profissionais de origem chinesa. Apesar de tudo, é enriquecedor e emocionante recorrer às fontes clássicas, inclusive através de versões traduzidas dos textos chineses. A terminologia, o simbolismo, a linguagem poética e evocadora de um mundo distante e antigo refrescam e colocam o contraponto em um momento presente carregado de separação do "científico" em relação ao "não científico", do "econômico" em relação ao "não econômico" etc.

A Medicina tradicional chinesa de hoje é uma ciência intercultural, ao menos ao entrar em contato com os costumes e as tradições diferentes de sua origem. Assinalei em meu artigo: "Ideia de Saúde Intercultural: Uma aproximação antropológica à ideia de saúde intercultural derivada da Medicina tradicional chinesa em contato com diferentes culturas" (Aparício, 2004).

A Medicina Tradicional Chinesa é um sistema de atenção e cuidado da saúde que resolve problemas. Pode ser complementado com outros sistemas: o ocidental convencional, tradicional de sociedade ocidental, tradicional de outras sociedades e culturas. Tem atrás de si centenas de anos de ensaio com contribuições de experiência e numerosos médicos orientais e, já na atualidade, também de profissionais ocidentais. Trabalha-se sobre padrões universais que, à maneira de eixos, suportam as expressões locais e variadas de Medicina Tradicional Chinesa intercultural em todo o mundo. Porém, quando as coisas não se veem claramente, às vezes, podem ser os velhos textos os que, articulados com o contexto de trabalho específico, indiquem o caminho para a solução.

Os textos clássicos possuem informações técnicas e culturais. Eles mesmos são construções discursivas pertencentes a outro momento da história. Os problemas de saúde, antropologicamente falando, são expressões da integridade da pessoa ainda que se manifestem mais em uma parte do que em outras do ser doente.

O enfermo-consultante elabora ideias e constrói mentalmente a situação do estado em que se encontra, em função de sua experiência (contando as informações que recebe), para, então, se comunicar. As interações e as ideias das pessoas mudam de uma cultura para outra; e, dentro da sua própria, em função das vivências que experimenta. Cada presente histórico tem uma conotação específica em cada grupo humano. Tudo muda, tudo varia. Acredito que é preciso ter isso em conta na hora de consultar os textos clássicos de Medicina Tradicional Chinesa. A própria ciência da saúde chinesa nos ensina que os problemas são coordenados de forma diferente em cada pessoa.

É necessário individualizar as doenças e adaptar a terapêutica de acordo com o caminho de solução escolhido por cada profissional.

O exemplo de Nguyen Van Nghi é válido: Ter em conta a forma de entender dos textos clássicos que estudamos, porém sem afastar-nos de nosso presente e de quem temos à nossa frente. Talvez esteja aí a validade da ótica clássica do pulso e da língua como destacada ajuda no diagnóstico de um problema: o refresco de uma ideia original que, usada diretamente, quer como orientação ou sugestão, ou mesmo usada como complemento ou como simples elemento de consulta, nos recorda a originalidade compatível de uma ciência milenar perfeitamente válida em nossos dias em todos os continentes.

5 – A EXPERIÊNCIA INTERCULTURAL

Podemos entender como experiência intercultural aquilo que resulta das relações e interações culturais mistas. No artigo: *Idea de Salude Intercultural. Com aproximación antropológica a la idea de salude derivada de la medicina tradicional china com contacto com diferentes culturas (Aparício, 2004)* expus que a Medicina Tradicional Chinesa, depois de encontrar-se com formas de pensar diferentes às de seu contexto originário havia se convertido em um modo intercultural de atender os problemas de saúde. Ao contrário do que se pode pensar, acredito que esse fato lhe tem fortalecido, fazendo mais válida e valorizada no contexto internacional.

Por interculturalidade, não entendo como desenvolvimento misto comandado pelo pensamento ocidental ou tutela pela ciência (como conquista da cultura europeia); entendo, sim, como uma expressão adaptada às necessidades estudadas em cada momento. Falando de saúde, as necessidades são requerimentos individuais. O profissional de Medicina Tradicional Chinesa, nos espaços socioculturais não chineses, tem que jogar sempre com os elementos da ciência que pratica, articulados com outros do entorno humano em que se encontra. Acredito que assim poderá chegar melhor à pessoa que tem diante de si; e, através dela, a seus problemas.

Como mediadora, podemos usar a antropologia. A antropologia é uma ciência versátil capaz de adaptar-se (para □onhece-la) à forma de pensamento tão diferente como a China para um ocidental. Considero-a necessária na formação dos futuros profissionais de saúde, tanto ocidentais como chineses; e, mais, em formações de saúde intercultural como são os estudos de medicina chinesa fora (e inclusive dentro) de seu contexto originário. Recorrendo à antropologia, damos grande importância aos discursos de experiência dos doentes. Partindo dessa ótica, entendemos que a doença é um **estado de experiência comunicável**. Não podemos explicar o que alguém sente, se esse alguém não nos diz, ainda que possamos conhecer em nós mesmo o padecimento.

Na realidade, nenhum sofrimento é igual a outro. A primeira coisa que aprendi quando estudei Medicina Tradicional Chinesa é que "não existe doença, mas sim doentes", o que se confirmou anos mais tarde.

Os profissionais em Medicina Tradicional Chinesa de todo o mundo vivem em espaços diversos, com os quais se relacionam, obtendo experiências também diferentes. Possuem formação complementares variadas (alguns são, por exemplo, médicos ocidentais, outros, etnomédicos chineses; há ainda quem conheça sistemas terapêuticos ameríndios; existem também psicólogos-acupuntores, pedagogos-acupuntores, antropólogos-médicos chineses etc.). Toda essa variedade e tipologia de profissionais trabalhando em Medicina Tradicional Chinesa nos faz pensar na necessidade de realizar, nos distintos lugares e circunstâncias, adaptações particulares dos conhecimentos e formação para dar resposta e satisfação aos distintos clientes que têm diante si.

Não se pode trabalhar em Medicina Tradicional Chinesa (ou não se trabalha bem) se não se individualiza o diagnóstico. Não é possível entender um problema, se não conhecemos minimamente a quem o sofre. Não se pode conhecer minimamente a quem o sofrem, se não lhe escutamos. Cada estado de experiência informado (por quem o experimenta), referindo-nos às percepções individuais dos desequilíbrios chamados doenças, pode dar-nos a chave para entender informações vitais sobre essa pessoa, obtidas por distintos procedimentos como a pulsologia e as observações (profissional) da língua (entre outros).

Nas narrações de meus informantes (conhecedores e/ou praticantes de Medicina Tradicional Chinesa com diferentes formações), tenho escutado de tudo: desde informantes que dizem que a ciência médica chinesa carrega conhecimentos *semiológicos* sobre pontos da anatomia acupuntural capazes de acabar instantaneamente com o problema da pessoa a quem atendemos; passando por opiniões de que a melhor forma de trabalhar é contar com os procedimentos, os meios e as técnicas da Medicina Tradicional Chinesa fora de seu contexto originário e usá-los sobre critérios de outros sistemas terapêuticos (por exemplo, a medicina alopática), até sobre as referências de bons e bem formados profissionais para os quais a relação de feitos e informações é a chave desse trabalho; e, junto com a relação de feitos, informação e uma boa eleição da ajuda-proposta reequilibradora[4].

Os profissionais associam simbologias a suas práticas; da mesma forma que os doentes fazem a respeito do sistema que lhe vai ser aplicados e a própria visão de seu problema. Um pulso filiforme nos fala, em teoria, de problemas de deficiência de líquidos corporais, manifestando o *Yang* (calor). Também situações diretas de calor aportam um pulso filiforme.

No entanto, esses procedimentos, juntos com outras informações obtidas pelos métodos de indagação da Medicina Tradicional Chinesa, devem ser aplicados no contexto específico da pessoa que consulta. Pode haver uma pessoa magra, nervosa, geradora de calor, muito ativa, que realiza trabalhos ou atividades que consomem líquidos (padeiro, esportista), ainda que o pulso indique um fato que geralmente se constata, a situação que reflete pode, ou não, ser de alteração (*patológica;* o padeiro ou o esportista não têm

---

[4] Os pontos acupunturais, por exemplo, possuem valor tanto quanto servem a um princípio de atenção e a um plano de ajuda seriamente pensado e bem-organizado no que estão incluídos, valorizando seus simbolismos.

por que sentir/expressar um problema só por fazer seus respectivos trabalhos). Em outras ocasiões, devido a um resfriado, ou situações de desidratação, verificamos um pulso filiforme, coincidindo com características de alterações com a realidade (equilíbrio interior quebrado e comunicado como tal).

É, finalmente; o discurso da pessoa, a comunicação de sua própria percepção e a de sua experiência, quem nos informa de si, se está doente ou não, em sentido antropológico (coincidindo com o que se observa objetivamente com o que a pessoa sente e comunica). Isso quer dizer que alguém que esteja em seu leito de morte pode considerar-se ou não, doente? Ele nos dá resposta, se entendermos que a doença é algo que se experimenta e se vive. Conheci diversas pessoas, entre elas uma professora com câncer, que não se definiam como doentes. Essa mulher seguia o tratamento e, quando podia, voltava ao trabalho. O seu discurso diferencia fato biológico (corpo alterado) e doença, sendo a última, para ela, o sentido de invalidez e a sua aceitação/reconhecimento (com o conseguinte decaimento que suporta).

As culturas não ocidentais ainda conservam os símbolos como elementos com valor e capacidade operativa (por exemplo, em etnomedicina ou em processos correntes de cura). Claude Lévi-Strauss falou da eficácia dos símbolos. Alexandre Jodorovski também o valoriza. A psicanálise os toma muito em conta. No mundo ocidental convencional, dominado pelo racionalismo, o economicismo e a ciência, os símbolos têm mudado de significado social, relacionando-se mais com a literatura, o cinema, as artes plásticas e a publicidade que com as formas mentais tradicionais e as ideias de outros tempos capazes de ajudar em saúde ou em outros campos. No entanto, reconhecemos que a poesia, o cinema, a literatura em geral, o teatro e a música, com suas vestimentas simbólicas possuem capacidades terapêuticas/curadoras que nos ajudam todos os dias a superar angústias e tensões.

Em certas culturas ameríndias e africanas, usam-se meios naturais (plantas) ou rituais para transpassar a barreira do racional.

O etnomédico (xamã, curandeiro, médico tradicional indígena, homem sábio etc.), seu cliente ou ambos, chega por essas vias a um espaço de imagens e símbolos no que a experiência vivida é depois decodificada, seguindo uma interpretação sobre a natureza do problema, as causas, a terapêutica a ser escolhida e a profilaxia necessária (incluindo a variação da atividade e a conduta do afetado) para, no futuro, tentar evitar as recaídas. Os símbolos ancestrais do grupo têm servido para indagar, localizar/situar o mal, ensinar e aconselhar a cura.

Nos grupos originários, esses procedimentos estão perfeitamente regulados pela cultura. Tudo responde aos padrões tradicionais meticulosamente definidos e postos em prática. Diríamos que uns e outros se ajustam rigorosamente ao manual tradicional. Nada está descuidado. Tais práticas não só constituem um perigo na comunidade, senão que, além de serem práticas médicas específicas, servem para criar coesão ao grupo, para assegurar, para proteger sua integridade e para projetar sua identidade no tempo, diante da ameaça constante da "faminta" sociedade global de cariz ocidental e economicista.

Os símbolos nos grupos humanos não desestruturados nem alterados por elementos de fora seguem tendo o enorme valor que tiveram em toda a humanidade em outro tempo.

Quando os ocidentais tentam reconstruir os processos teatrais (rituais e simbólicos), observados ou tomados dos grupos originários, geralmente não conseguem passar da dramatização de um ritual terapêutico equivalente a uma representação de comediantes com relativo valor terapêutico-dramático, porém nada mais. O uso de meios vegetais ou rituais por pessoas alheias, geralmente ocidentais com intenções duvidosas que querem entrar no "mundo dos sonhos", fora do contexto originário e natural dos tais meios, só tem valor, em minha opinião, para o que, no Ocidente, chamamos de consumo dos grupos aos que pertencem, no espaço tradicional (social, natural, cultural) no que vivem, tem total significado, o valor e a utilidade. Formam parte da cultura e ajudam no bem-estar e no equilíbrio das gentes e o grupo.

A Medicina tradicional chinesa dispõe de capacidade simbólica definida em seu próprio *corpus* teórico e relacionada com a cultura matriz chinesa. Tal simbolismo, no entanto, não tem conotações locais tão fortes e exclusivas como as que temos mencionado antes. A realidade demonstra-nos que a Medicina tradicional chinesa pode "hibridar-se" facilmente, sendo mais válida umas interpretações e mesclas que outras.

A Medicina tradicional chinesa que conheço não dispõe de recursos procedimentais simbólicos arcaicos como os que outras formas de atenção e cura possuem. Isto não quer dizer que, por não termos, ou não os conservar, seja uma medicina "melhor" ou "pior". Ter sido atendido com procedimentos simbólicos antigo na Mesoamérica (Oaxaca) tem me ajudado a solucionar certos problemas. Tenho visto usá-los com outras pessoas, constatando resultados satisfatórios.

Sensivelmente, a Medicina tradicional chinesa acadêmica que conheço e a intercultural dispõe de um simbolismo, com menos aparato externo, sem o uso de substâncias modificadoras do estado comum da pessoa, porém útil e válido como o resto dos simbolismos curativos ao longo do globo. Bem estudado, bem entendido e bem usado, o simbolismo médico tradicional chinês pode ajudar em qualquer lugar do mundo como o faz no contexto asiático. Em todo caso, terapeuta e cliente devem estabelecer uma comunicação necessária para conhecer melhor as características dos males e encontrar soluções eficazes.

A Medicina Tradicional Chinesa intercultural tem em conta o discurso do paciente. Trabalhar com gente, cuja narração se afasta das tradições asiáticas obriga a realizar permanentemente uma tarefa de *tradução e mediação cultural* se quiser fazer bem o trabalho. Em um espaço não asiático, o paciente que recorre a uma consulta de Medicina Tradicional Chinesa o faz porque já conhece o sistema (de outras vezes), por conselho de familiares e amigos, por curiosidade, por provar algo diferente ou porque o desespero o leva a isso por falta de solução. A sua dor (no sistema que o tem atendido) empurra-o a buscar outras saídas.

Seja como for, o paciente não costuma ter informações suficientes sobre o modo curativo pelo qual está sendo atendido, assim como o profissional que o representa tem. Por isso, não há outra alternativa senão traduzir e passar ideias de uma cultura à outra, para favorecer a acolhida do modo de atenção e fomentar a colaboração que em todo sistema natural tradicional se deseja do cliente-paciente.

Meus informantes (profissionais em Medicina Tradicional Chinesa) comentam que é comum ouvir perguntas sobre a pulsologia chinesa e sobre a língua. Segundo minha própria experiência, há gente que se afasta da atenção, ou mesmo da terapia, por ver as respostas distanciarem-se de seus preceitos culturais (preconceitos). Não podemos definir o *Qi* com expressão da ciência biológica. Quem não estiver disposto ou preparado para aceitar os discursos e os modos expressivos diferentes do racional científico pode sentir-se inseguro-incomodado na consulta de Medicina Tradicional Chinesa. O trabalho do profissional de Medicina Tradicional Chinesa é duplamente duro ao ter que atender e dar satisfação a um cliente sobre um problema de saúde, além de complementar e adaptar as informações (culturais, técnicas...).

A experiência intercultural me faz ver que não se pode trabalhar exclusivamente com procedimentos e discursos asiáticos, e que, salvo que o cliente peça ou conheça, deve-se combinar com explicações em seu próprio idioma cultural, aproximando a sua compreensão aos conteúdos originais da Medicina Tradicional Chinesa. O trabalho converte-se em uma tarefa intercultural por obrigação, porém, também porque é ético fazer assim e porque dá melhores resultados. A formação em antropologia médica pode dar ao etnomédico de Medicina Tradicional Chinesa a possibilidade de entender e fazer entender melhor conteúdos culturais relacionados com a saúde pertencente a contextos distintos.

Familiarizado, já o cliente, com o sistema, nas vezes seguintes que venha, seguirá as rotinas iniciais facilitando o trabalho do profissional e agilizando a tarefa de estudo e atenção.

É preciso ter muito de **"educador para a saúde"** no profissional de Medicina Tradicional Chinesa, sobretudo em espaços socioculturais não asiáticos.

Seria possível entender o problema de alguém que, sendo de outra cultura, consulte em idioma diferente do profissional de Medicina Tradicional Chinesa que o atende?

Algumas referências clássicas me fazem pensar nisso.

Tenho escutado que, em outros tempos, certos médicos chineses (da China e na China) deviam deduzir o padecimento de alguém (principalmente na Corte) unicamente através da tomada de pulsos e/ou pela observação da língua. E assim os examinavam. Se acertavam no diagnóstico, passava (curavam-se); se não, além de não passar, podiam sofrer graves consequências pessoais. Considero essas passagens, hoje, como informações culturais. Nunca observei na China que se praticasse a medicina dessa maneira. O traço antropológico precisamente de dita ciência faz com que o profissional se aproxime de seu cliente, tentando conhece-lo para determinar com mais exatidão o alcance do mal sobre o qual consulta.

Voltando à pergunta, a resposta seria afirmativa, porém, deve ser pontuada. Efetivamente, pode-se entender o problema de saúde de alguém através da pulsologia chinesa e da observação da língua unicamente, ainda que o queixoso não fale do referido problema ou o faça em um idioma distinto. A tomada de pulso e a inspeção da língua vão dirigir a mente e o pensamento do especialista até determinadas posições a partir das quais ele tem uma perspectiva instantânea confiável a respeito do paciente e do seu mal. Isso é entender: "ler" no "livro" dos pulsos e da língua e saber o que "dizem". Porém, no meu ponto de vista, não se pode ir mais além. De maneira que, com isso, só se poderia aconselhar sobre ajudas de reequilíbrio geral, boas em si e válidas para grande número de situações problemáticas diferentes; para individualizar, seria preciso que o paciente respondesse as questões do profissional etc..

Até este ponto, no entanto, tenho encontrado quem afirme poder definir o problema unicamente através da tomada de pulso e a observação da língua. Porém, nunca quiseram demonstrar, ocultando o resto da pessoa que consulta. Alguém pode não falar do que acontece e de como sofre, mas seu rosto pode ser um grande livro aberto para quem o sabe ler.

O profissional avançado, por sua vez "lê" os pulsos e a língua, "lê" também a expressão do paciente, se dá conta de como ele se expressa fisicamente, como se apresenta, qual são seus movimentos, como é seu olhar, reconhece particularidades dos olhos, como respira, como é sua pele etc. e relaciona tudo isso com a queixa que apresenta. Como todo ele, a primeira posição de aproximação, relativa ao problema, muda, aproximando-se mais à medida em que todas as observações físicas e de expressão o aproximam.

É correto, portanto, que, com os pulsos, a língua e todas as análises profissionais da observação do indivíduo doente, sem mediar palavra, o especialista pode aproximar-se muito do problema que poderia definir-se em Medicina Tradicional Chinesa intercultural (individualizado na pessoa que consulta). Porém, nos falta sua palavra. A voz humana não só transmite informações discursivas, também informa sobre a pessoa que a emite, pelo tom, pelo timbre, pela duração, pela intensidade de seus sons e pelo número relativo dos traços qualitativos (experienciais e vivenciais) e simbólicos próprios desse ser, e relacionados com a cultura matriz da qual provém. É a comunicação unida ao meio natural que leva a cabo o que se valoriza aqui na hora de definir o problema de saúde, que se vê, e se acerta na proposta de solução.

Talvez possam existir profissionais de Medicina Tradicional Chinesa, na China e fora da China, capazes de chegar a aproximações compreensivas dos problemas sobre os quais lhe consultam com um ou dois procedimentos simples de indagação. Porém, aplicando a antropologia, entendo que a atenção de saúde é uma atenção entre humanos; portanto, uma atenção de relação que implica (e deveria implicar sempre) intercomunicações. Isto é, fazer Medicina Tradicional Chinesa intercultural.

Segundo minha experiência, e segundo o que se recolhe no âmbito profissional atualmente (inclusive na China e no resto da Ásia), a interculturalidade da atenção em Medicina Tradicional Chinesa é a articulação da formação específica da ciência médica Chinesa (com seus tecnicismos e seu simbolismo) e as características socioculturais do contexto no qual se trabalha. E insisto, interculturalidade em saúde equivale à relação humana e à comunicação. Não é menos profissional aquele que escuta e dedica tempo a seus clientes-pacientes em qualquer sistema de atenção.

Porém, poderia acontecer de alguém, proveniente da cultura matriz, nos dizer que através do pulso e da língua é possível encontrar características (que aqui chamaríamos símbolos), e que passariam despercebidas aos outros, ou das quais temos obtido informações, aspectos que se percebem sem necessidade de comunicação linguística, gestual ou de outro tipo. Poderia ser. Quem sabe.

6 - OUTROS PROCEDIMENTOS COMPLEMENTARES

Para apresentar este capítulo, e seguindo a linha de enfoque explicativo antropológico que viemos usando, falaríamos de:
- Procedimentos sensoriais.
- Procedimentos comunicativos.
- Procedimentos analíticos-reflexivos (simultâneos-complementários dos anteriores).

Todos estes procedimentos, juntos, não são utilizados habitualmente (somente quando o objetivo do estudo requer, pela singularidade do problema). No passado, era mais frequente fazê-lo de forma completa. Nos primeiros procedimentos, incluiríamos o pulso e a língua. Além disso:

a) A observação da pessoa em todos os aspectos que o profissional pode realizar requer: observação do rosto, do cabelo, dos olhos, do movimento corporal, da expressão (física) que acompanha a comunicação verbal, dos gestos, das colorações da pele, da constituição, do modo de apresentar-se diante dos demais, das mãos, de possíveis tics etc.
b) Escutar a respiração, a voz, o batimento cardíaco, o abdômen, e ruídos diversos derivados de tics, movimentos etc.
c) Sentir o cheiro de tudo aquilo que o profissional considere necessário ou de utilidade em seu estudo.
d) O conhecimento de aspectos e produções corporais através do sentido do gosto.
e) O tato/palpação das partes do corpo que nos proporcionam informações através do contato direto: conhecimento de acidentes na topografia corporal, tensão,

resistências à pressão, características interiores de estruturas, calor, frio, umidade, dureza etc.

A esses procedimentos, expostos de maneira muito resumida, soma-se o trabalho de relações que, desde o primeiro momento, o profissional realiza com toda a informação que vai recebendo.

O processo de perguntas e fala (procedimentos comunicativos) ocupa, como já temos apontado anteriormente, uma parte importante do trabalho indagatório na medicina intercultural. O terapeuta de Medicina Tradicional Chinesa planeja questões diretas cuja resposta necessita. Porém, também propõe aspectos de interesses sobre o problema para que o consultante fale deles com liberdade, recolhendo assim a informação que lhe proporciona sobre sua doença; ou melhor, sobre a experiência da mesma, e outra informação indireta referida ao modo de expressar-se (gestos, vividez da voz, fluidez verbal, coerência etc.) e as interações do consultante com seu meio (físico, social e cultural).

Quanto ao procedimento analítico-reflexivo, simultâneo aos anteriores e prévios à elaboração de uma ideia comunicável sobre o problema consultado, é um trabalho de joalheria dialética.

Os profissionais de Medicina Tradicional Chinesa utilizam ferramentas discursivas próprias de dito sistema de atenção, tais como o *Yin(Yin)* e o *Yang (Yang)*. Sobre eles, escrevi na *Gazeta de Antropologia*:

A dialética Yin-Yang

Yin-Yang são maneiras de falar, formas de classificação dos fenômenos, procedimentos explicativos dos feitos e da natureza, métodos dialéticos para ordenar o pensamento. Na realidade, Yin - Yang como tais, não existe. Porém tudo pode ser Yin ou Yang. Estes símbolos são bem conhecidos no mundo inteiro, se bem que pouca gente para para pensar o que significam.

Estão dentro da ideia intercultural de saúde, como dentro de outras muitas referidas à estética, arte, filosofia, espaços e vida cotidiana, sem entrar em profundidades.

Um dos maiores difusores da Medicina tradicional chinesa no mundo, o doutor Nguyen Van Nghi escreve: 'Na medicina, as atividades orgânicas, o aparecimento e desaparecimento da doença, também estão ligados aos fenômenos de mutação do Yin-Yang, cujos caracteres essenciais são a oposição e a complementaridade' [...] para compreender bem essa noção não se deve mais que pensar nos números. Um número não pode ser por sua vez par e ímpar, porém a união dos pares e ímpares constitui o conjunto dos números' (Van Nghi 1981, p. 19).

Algo pode ser Yin, à noite; ou Yang, de dia. Porém, o final da noite é Yang de Yin, e, ao final do dia, é Yin do Yang, por exemplo. O Yin e o Yang se diferenciam, porém, um pode estar também dentro do outro. São maneiras de classificar o que vemos ou o que pensamos. Comenta Van Nghi: 'Podemos supor que os números pares são Yang, e que os ímpares são Yin (oposição e complementaridade). Assim mesmo se pode supor que os números positivos são Yang e que os negativos são Yin (oposição e complementaridade. Com estas conversações: -3 é 'Yin de Yi', -2 é 'Yang de Yin', +4 é 'Yang de Yang' e +1 é "Yin de Yang' (Nguyen Van Nghi, 1981 II, p.19).

Yves Requena dá sua explicação do Yin-Yang: 'O princípio do Yin-Yang é um produto do gênio do pensamento chinês e de sua visão relativista das coisas. Esse princípio possibilita um racionamento binário mediante o qual se pode classificar em dois conjuntos todos os fenômenos observáveis. O término do conjunto empregado aqui deve compreender-se aproximadamente no sentido que se dá nas matemáticas modernas. Um conjunto é Yin e o outro é Yang' (Requena, 1985, p. 111).

A ideia intercultural da saúde e da doença, a partir da influência da ciência médica chinesa também se baseia no pensamento analógico, coisa que existia e existe na tradição de outras culturas, entre elas a nossa, europeia.

A doutora Y. Requena fala de 'racionamento analógico' (Requena, 1985, p.111).

A nível popular, a ninguém parece estranho ouvir falar de Yin ou de Yang. Está na letra de muitas canções, nos escaparates das lojas, nos logo de empresas, nas estampas de roupa etc. Não é difícil, portanto, incorporar esses elementos a uma ideia intercultural de saúde, a qual pode fazer mais simples a compreensão do que nos transmite (Aparício, 2004).

Um problema de saúde estudado pode ser classificado como Yin ou Yang, e, a partir daí, se vão estabelecendo as relações com fatos e situações simultâneas que ocorrem no corpo e no entorno da pessoa com o objetivo de chegar a uma maior compreensão da dinâmica circunstancial e momentânea que envolve o motivo da consulta. Em todo caso, deve-se individualizar o problema. O especialista em Medicina Tradicional Chinesa usa também um marco de relação discursiva chamada pentacoordenação, uma roda de cinco compartimentos (dialético-simbólicos) nos quais se situam (em forma de imagens culturais e linguísticas) fatos naturais que podem ser considerados pelo estudioso-especialista para chegar ao conhecimento relativo da mecânica que rodeia o desequilíbrio consultado-estudado.

O profissional de Medicina Tradicional Chinesa sabe que toda mudança, por sua vez, assenta-se sobre bases de referência, mais ou menos fixas. Deve-se descobrir, ou aproximar-se a uma pauta de funcionamento e direção do corpo e a pessoa, nesse momento (momento da consulta), a fim de estabelecer um princípio com o qual trabalhar sobre ela, usando a terapêutica adequada dentro da oferta própria da Medicina Tradicional Chinesa, e adaptando-se, variando, na evolução do paciente, iniciada a consulta, caso precise.

As particularidades técnicas da ciência curativa chinesa deverão adquirir-se no estudo sério e profundo de sua matéria médica, pelo que não vamos estender-nos mais nos aspectos mencionados anteriormente. O que nos interessa neste trabalho é aproximar a compreensão do leitor aos aspectos concretos de Medicina Tradicional Chinesa através do ponto de vista antropológico. Quando dizemos que o trabalho do profissional de Medicina Tradicional Chinesa é um trabalho de ourives da saúde, queremos dizer que cada situação de desequilíbrio é considerada única, como uma coordenada espaço temporal, sem repetição. Pode haver situações parecidas na própria pessoa ou em pessoas diferentes. O conhecimento de umas, e a experiência terapêutica com outras, podem nos orientar e guiar no trabalho com as demais. Porém, em todo caso, o bom profissional e o bom estudioso sempre consideraram cada caso como único, necessitando repetir o trabalho de indagação uma e outra vez de forma mais minuciosa.

A experiência agiliza a prática, e isso faz com que o trabalho, com o tempo, possa responder sobre a colocação em prática de determinadas rotinas gerais (modos de encarar o trabalho, desenvolvendo, inícios de ajuda...). No entanto, insisto, nunca um bom profissional de Medicina Tradicional Chinesa trabalhará com "receitas" ("para isto, este; para o outro, aquilo"). Trabalhar assim não é trabalhar bem em Medicina Tradicional Chinesa. Nada pode/deve solucionar a vida profissional aplicando registros (se provém de sua experiência) ou propostas de atenção semelhantes "ao pé da letra" e "a priori" sem mais. Tais recursos são uma ajuda. Esquecer que cada caso é único implica trabalhar com um sucedâneo de Medicina Tradicional Chinesa; e nada tem a ver com a medicina intercultural da qual falamos.

O que denominamos *diagnóstico*, usando um termo com um significado específico nas línguas dos países de cultura ocidental, aproxima-se da fabricação da ideia do problema estudado no consultante concreto por parte do especialista-praticante de Medicina Tradicional Chinesa. Tal ideia se expressa através do discurso médico chinês que, através de contextos socioculturais e linguísticos não asiáticos, comunica-se com uma síndrome dentro da classificação estandardizada da Medicina Tradicional Chinesa acadêmica. Porém, repito, sem esquecer nunca que não se deve adaptar o problema e a pessoa que o consulta às categorias estudadas e à teoria, mas sim, ver em que medida umas se relacionam com as outras; quer dizer, deve-se personalizar.

O seguinte caso ilustra uma maneira (intercultural) de fazer Medicina Tradicional Chinesa:

Trata-se de uma mulher de 57 anos que consultou sobre um problema de dor no braço direito, com parestesia às vezes, mais dor em zona do pescoço e cérvico-dorsal até a escápula. Durante um tempo, tomou analgésicos e anti-inflamatórios sem notar melhorias significativas. Ao contrário, começou a observar e sentir novas moléstias, neste caso, gástricas; segundo ela, consequência da tomada dos medicamentos.

No estudo feito desde a Medicina Tradicional Chinesa, examinou-se primeiro a zona de dor, apreciando-se rigidez muscular (clara contratura da área dolorida, contratura velha profunda). Na alimentação, não se viu nada que fora responsável ou que tivera uma influência significativa no problema. *Rosa* é uma mulher com filhos maiores, independentes, sem problemas econômicos. Seu marido está aposentado. Resta sair e viajar; faz *yoga* e visita a sua mãe todas as tardes em uma residência para idosos.

A mãe de *Rosa* não pode andar. Movimentam-na em cadeira de rodas. É dominante e tem uma forte influência sobre sua filha. Uma vez em que *Rosa* chegou atrasada para a visita, a mãe ao vê-la reclamou, alterada. *Rosa* está na menopausa. Narra que a mudança afeta sua mobilidade articular, ressecando as mucosas em geral. Tem só irmãos homens, sublinhando que a preocupação e a atenção da mãe recaem, na maior parte, sobre ela. Um de seus filhos está agora desempregado, o que também a preocupa. Por sua parte, *Rosa* tem um caráter mutável. É facilmente influenciável, às vezes, preocupando-se em demasia com os outros.

Com respeito aos pulsos, apresentou um pulso de frouxo. A língua não deu alterações significativas na coloração e na forma. Observou-se, no entanto, uma saburra ligeiramente ressecada.

Valorizou-se o relato de experiência do seu mal de maneira significativa, associando-o a suas interações sociais; ou melhor, familiares (preocupação com o filho desempregado, tensão pela atitude dominante e pouco colaborativa da mãe, sentimento de pouco apoio por parte de seus irmãos). São as vivências que, nesse caso, exercem a maior influência, provocando tensão que, ultrapassadas ao campo muscular, transformam-se (com o tempo e o acréscimo de determinadas atividades físicas) em contraturas dolorosas.

Na Medicina Tradicional Chinesa, diz-se que as emoções fortes que não transmitam, bloqueiam-se, influenciando em um sistema concreto que tem a ver com a drenagem dessas situações (H/VB) e a influência posterior em outros sistemas (bioelétricos) e funcionamentos orgânicos, associados às contraturas não curadas que se acrescentam ao continuar a situação geral que as produz (se cronificam). Concluiu-se que o caso de *Rosa* se tratava de *Síndrome Bi de Viento Uang*, concorrendo para a sua causa: a deficiência de *Rim* (sistema complexo assim denominado) vinda da menopausa, a chamada deficiência de Yin (líquidos corporais segundo a nomenclatura da Medicina Tradicional Chinesa), os esforços físicos pontuais e ocasionais ajudando a sua mãe a mover-se, o tempo sem solucionar a alteração e, sobretudo, os fatores emocionais (*estancamento do Qi*).

Certos conselhos para um manejo (físico) mais útil da mãe, a ajuda de uns complementos nutricionais, uns poucos conselhos de higiene alimentar e de estilo de vida, mais algumas sessões de acupuntura com moxa alteraram o panorama. A melhora se viu de maneira significativa (na conduta e nas áreas de dor) na última semana. Na realidade, houve a conquista de um resultado relativo só com a atenção física (acupuntura e moxa). A maior influência foi resultado de um plano de mudança de atitude que se desenhou e se seguiu desde o primeiro momento. *Rosa* se sentiu ouvida, apoiada e ajudada.

Verificando que a ajuda física foi dando resultados, Rosa se animou, reforçando seu caráter, aprendendo a separar tempos no pensamento, concedendo a cada presente unicamente a dedicação precisa.

O afastamento relativo dos motivos de pensamento constante (a situação da mãe, a do filho, os irmãos, outras pessoas e circunstâncias, ela mesma) proporcionou-lhe sossego e descanso interiores que se traduziram também em relaxamento muscular. Assim, umas coisas se apoiaram em outras até que *Rosa* atingisse o bem-estar do reequilíbrio, que continuou comunicando e implicado situações de alteração repentinas e transitórias, esporadicamente.

A análise da atenção e os resultados do exemplo exposto são curtos. O que, em princípio, alcançou um plano conjunto, continuou com o que poderíamos chamar: "correções educativas" ou "correções de atitude". Foram essas, na realidade, o tratamento que ajudou *Rosa* a manter um relativo equilíbrio entre o que se quer, o que se deve e o que se pode fazer. A Medicina Tradicional Chinesa, combinada, nesse caso, com a antropologia aplicada à saúde, deu ajuda eficaz e prolongada no tempo.

A articulação de métodos e procedimentos de questionamentos mistos (Medicina Tradicional Chinesa e outros sistemas de atenção e saúde, convencional e não convencional) pode considerar-se uma iniciativa intercultural sempre que um modelo **não colonize** o outro. O estabelecimento de prioridades na prática de modos de atenção diferentes complementados se deve fazer em função das necessidades e da utilidade, nunca em função de graduações e valorizações *a priori* que possam subordinar um sistema a outro.

7 – UMA OFERTA VARIADA
(*SOCIOPSICOBIOECOCULTURAL*)

Dependendo da forma como nos aproximamos da compreensão, do marco teórico ao que inscrevemos, ou com o que relacionamos, do padecimento estudado, o princípio de atenção, da escolha terapêutica e do modo de pô-la em prática, o etnomédicos de Medicina Tradicional Chinesa fará uma ou outra proposta de tratamento sempre individualizada. A Medicina Tradicional Chinesa tem aspectos "criativos". Não se ensina aos futuros praticantes seguir necessária e obrigatoriamente um procedimento unidirecional, tanto no processo indagatório como no subsequente (proposta de intervenção e ajuda). Da mesma forma em que existem diversas possibilidades diferentes de observar uma partida de futebol ou outro espetáculo. Dependendo do local onde está o observador, verá o mesmo que os demais (o desenvolvimento do jogo, as mesmas jogadas etc.), localizando em todo momento no mesmo tempo e espaço. Porém observando a partir de diferentes pontos de vista. De qualquer lugar do estádio se poderá aceder ao centro do campo. Ao final, todos os espectadores que se desloquem a esse lugar, se encontrarão no mesmo sítio, embora tenham assistido ao espetáculo sob distintas perspectivas.

A medicina ocidental convencional costuma ensinar a chegar à compreensão de um problema por uma via determinada: a biológica. Também tem tratamentos padronizados. Existem protocolos universais que se aplicam a qualquer pessoa do mundo se o seu mal corresponde à aplicação de tal iniciativa (por ser um mal considerado repetitivo em todas as pessoas). A Medicina Tradicional Chinesa e, em geral, as etnomedicinas de base tradicional e natural, diferem da ocidental convencional. Falamos de diferenças, não de graduações qualitativas. Os sistemas de atenção tradicional têm em conta as diferenças físicas e circunstanciais das pessoas, seus **condicionamentos culturais** e mais coisas na hora de definir problemas. Individualizam e aplicam soluções adaptadas às particularidades. Dispõem de guias e orientações que, como na Medicina Tradicional Chinesa, dirigem o trabalho do profissional; porém, em última instância, é a escolha deste considerando o desequilíbrio consultado e o consultante, a que se oferecerá. Dessa maneira, dois profissionais de Medicina Tradicional Chinesa poderiam propor atenções parecidas, porém, com diferenças, de acordo com sua via de estudo selecionada, a visão a respeito do problema e a comunicação do consultante, entre outros.

No caso de *Rosa*, exemplo do que falamos no ponto anterior, poder-se-ia ter escolhido só fitoterapia; ou fitoterapia e moxa; ou só acupuntura; ou acupuntura e moxa sem complementos nutricionais; ou pôr em prática, correções de atitude e estilo de vida mais algumas correções da alimentação. Quantitativamente e qualitativamente, cada proposta teria sido compensatória (do resto), tendo bem claras as necessidades a atender. Inclusive a acupuntura poderia ter-se feito, seguindo alguns critérios ou outros (circulação de meridianos, zang-fu, local, local-adjacente-distal...). Entender isto de forma plena requer que o estudo de Medicina Tradicional Chinesa seja feito desde sua base. Aqui o que nos interessa é ressaltar a capacidade das etnomedicinas tradicionais na hora de prestar um serviço. É possível optar por diversos caminhos de ajuda para chegar ao mesmo fim.

Somente com as informações dos pulsos e da língua é possível propor/oferecer uma ajuda?

Sim, mesmo dependendo do caso. Em problemas cuja maior informação é proporcionada pelo pulso e a língua, é possível fazer propostas de regulação básica, inclusive propor atenção específica dirigida a aspectos concretos detectados através dos pulsos ou da língua, necessitados de uma intervenção rápida. Por exemplo, em uma língua com saburra amarela, acompanhada de pulso rápido, de calor e de certo desassossego, podemos propor trabalhar sobre certos pontos acupunturais cuja característica, só ou em um grupo, é baixar o *calor tóxico* (a nível geral) e relaxar.

Se especificamos a localização do *calor patógeno*[5] também podemos trabalhar sobre os pontos que regulam esse calor. O calor ao qual nos referimos deve ser localizado em contexto discursivo caracterizados pelo simbolismo central próprio das tradições curativas chinesas. É, portanto, um calor perceptível desde o ponto de vista sensorial, porém, também é um calor com conotações simbólicas antigas que, para todo interessado no estudo da Medicina Tradicional Chinesa, é necessário conhecer dentro do espaço discursivo e simbólico da cultura da qual provém e a qual pertence. Por sua vez, podem propor-se outras ações complementares (regulação da circulação do Qi, dos líquidos, do sangue como Xue, conselhos de estilo de vida etc.) e ajudas (complexas, "sociopsicobioecoculturais") dirigidas à causa do problema que se atende.

O que queremos dizer é que cada profissional dará uma ajuda personalizada de acordo com o problema (visto por ele e comunicado pelo consultante) e com a escolha da solução (estimada por ele como) adequada e conveniente. Pode usar-se de diferentes maneiras de trabalhar Medicina Tradicional Chinesa para ajudar a solucionar um problema.

A pulsologia chinesa possui características quantitativas e qualitativas. As relações entre todas as

---

[5] O calor em termo de Medicina Tradicional Chinesa não é considerado exclusivamente como característica térmica, também pode surgir de infecções e outros problemas agudos ou de "excesso".

informações obtidas no processo interrogatório não necessariamente devem ser as mesmas nem se fazer da mesma maneira, em dois ou mais especialistas, estudando o mesmo problema. A Medicina Tradicional Chinesa é uma medicina com traços culturais marcados.

O estudante de Medicina Tradicional Chinesa não só deve aprender teoria e técnicas médicas chinesas. **Está obrigado a conhecer o marco cultural (matriz) desse sistema e casá-lo com o marco cultural do consultante e do contexto sociocultural onde se consulta. Só assim o entenderá. Só assim poderá fazer verdadeira interculturalidade na saúde. Interculturalidade significa conjunção e conjugação do diverso dentro do respeito.**

Tentar ocidentalizar o diagnóstico chinês é um erro e não é intercultural. É inclusive um atropelo. Tentar ocidentalizar a pulsologia chinesa e a observação médico-tradicional da língua é criar novo sistema terapêutico, diferente da Medicina Tradicional Chinesa originária e da Medicina Tradicional Chinesa intercultural.

Trata-se, além disso, de ato etnocentrista.

Na introdução do artigo: "Etnomedicina na Mesoamérica Central" escrevi:

O mundo em que vivemos hoje apresenta outro tipo de 'colonialismo', se quisermos chamar assim a característica pela substituição, superposição e inserção de ideias forçadas. A cultura ocidental (seus ícones ideais e comerciais, a publicidade, a música...), através do fenômeno da globalização e da internacionalização, mostra-se poderosa e avança dominante, impondo em todas as sociedades, sobrepondo-se às culturas locais, substituindo-as (no pior dos casos) e mesclando-se com elas (no melhor dos casos).

As medicinas tradicionais são medicinas surgidas nas sociedades e culturas com traços próprios e diferenciados, utilizadas com êxito pelos membros dessas sociedades. Representantes da antropologia médica como Robert Hahn, Arthur

Kleinman, Peter Brown ou Byron Good, entendendo que saúde e doença não se podem separar de seus contextos socioculturais afirmam que os sistemas terapêuticos, etnomedicinas e modos de curar são o resultado da adequação da atenção e ditos contextos.

A ocidentalização do mundo é fato concreto. A extensão da medicina cientifica-ocidental faz com que muitos problemas, compreensíveis dentro de um contexto cultural global podem ser atendidos e solucionados. Porém, nem todos. Alterações como o "susto" ou as "Mapuche Kutran" (doenças compreensíveis dentro do contexto de vida Mapuche, sul-americana), são síndromes de nosologia indígena. "Bloqueio de Qi de Fígado-Vesícula Biliar" é uma síndrome definida na Medicina tradicional chinesa não necessariamente coincidente com uma patologia universalmente reconhecível segundo a ciência ocidental.

Formas de atenção como a "Limpia" (culturas ameríndias) atingem a pessoa doente de forma diferente de como o fazem as pílulas da medicina de patente. Em ambos os casos, o meio e a forma de atenção se ajustam ao contexto sociocultural do doente, assim como o modo de atender a doença (por ele e pelo médico), e a maneira de ⬚omunic-la. Meios de tratamento como a acupuntura (Medicina tradicional chinesa) não são entendidos em sua verdadeira dimensão se são estudadas a partir da ótica diferente a de seu contexto de origem. Julgar a acupuntura a partir de outra posição cultural (por exemplo, a científica), implica necessariamente fazer comparações.

Ao considerar-se que a posição de partida do estudo, por exemplo, a científica, é a "verdadeira", ao não se entender a acupuntura como se entende em seu contexto de origem, se verá unicamente como uma prática de estimulação da reação defensiva, e ponto. Inclusive se elaboram juízos qualificando-a de placebo. Se haverá descoberto uma "nova acupuntura", uma acupuntura diferente da de seu contexto originário. E se deverá fazer um exercício de autêntico etnocentrismo.

Seguindo Geertz (1990, 1993), acredito que necessitamos aproximar-nos ao objeto do que queremos falar. Ele implica necessariamente, mover-se, "sair de nosso centro", conhecer o objeto em seu lugar, □omunica□-lo.

É o exercício básico em antropologia; e é um exercício que a antropologia recomenda que qualquer investigador pratique (científico natural ou científico social). Assim, entenderemos que a acupuntura tem um significado relacionado com o contexto em que se criou: ou que a "limpia" ameríndia significa algo mais além de nossa própria projeção significativa exótica feita a partir de "nosso centro". Nos libertaremos de uma incômoda e antiquada posição estática de observação, assim como de juízo etnocentrista, inadmissível nos tempos que correm para qualquer divulgador ou comunicador cultural-científico que se aprecie.

As medicinas tradicionais podem praticar-se só ou podem ser combinadas entre si e com a medicina científica. Pode haver colaboração entre os profissionais de umas e outras. Podem converter-se também os sistemas terapêuticos originais em sistemas interculturais, quando os que os conhecem e praticam os adaptam a circunstâncias específicas das pessoas e seus problemas (relação com o natural-biológico, o social e o cultural).

No futuro, pode haver:

a) Uma grande cultura mundial com mais ou menos valores das culturas que tem vindo a encontrar pelo caminho.

b) Uma sociedade internacional multicultural (com um domínio claro da cultura ocidental).

c) Uma sociedade caracterizada pela interculturalidade.

c) Uma dinâmica imprecisa caracterizada pela variação permanente dos fatos culturais.

Ao mesmo tempo, sobreviventes e preservadas hoje como parte da cultura indígena por instituições mexicanas; reconhecidas pelas leis de saúde em alguns Estados (Morelos, Nuevo León); e com reconhecimentos parecidos em outros (Oaxaca, Chiapas) praticam-se e utilizam-se as etnomedicinas tradicionais mesoamericanas. Na China, em grande parte da Ásia e num número importante de países do mundo é utilizada com êxito a

Medicina tradicional chinesa. Na Índia e no Siri Lanka, a medicina ayurvédica. E em outras áreas do globo seguem vivas ainda formas de curar perfeitamente válidas dentro de seus contextos e fora dele, da mesma forma que a medicina ocidental convencional (a mais estendida do globo). Como medicinas interculturais (adaptadas pelos profissionais e etnomédicos de distintos contextos socioculturais) a mais conhecida e difundida é a medicina chinesa. Porém, a difusão dos conhecimentos e a distribuição pelo mundo dos etnomédicos originários estão fazendo com que se conheçam etnomedicinas tão antigas e importantes como as dos grupos indígenas mexicanos (uso do temazcal, da herbolária e as limpias) ou sul-americanos (herbolária, limpia etc.) (Aparício, 2007-II).

Atender em saúde, a partir da Medicina Tradicional Chinesa, é/deve ser atender a pessoa

Desgraçadamente, observam-se muitos profissionais que oferecem uma Medicina Tradicional Chinesa ocidentalizada, despida e desprovida de seu rico e útil conteúdo simbólico. Alguns o fazem por meio a que se lhes considera mal. Outros, por falta de resolução ou confiança em si mesmos. Ainda há os que, por proximidade com as ciências positivas, tentam "valorizar" e "salvar" a "pobre" Medicina Tradicional Chinesa, cheia de "exotismos arcaicos", apresentando a acupuntura e a moxabustão acompanhadas de "receituários" e coleções de recomendações estandardizadas para alterações e doenças (universalmente apreciáveis, desprovidas dos traços pessoais e vivenciais característicos de qualquer padecimento, dor ou doença); uma espécie de "ajuda curiosa" vinda do passado e de longe. Há quem coloque em prática técnicas más que vão aprendendo em cursos rápidos, acompanhados do receituário correspondente. Por fim, muitos são os casos e as situações que se dão no mundo da prática "de ouvido" da Medicina Tradicional Chinesa. No local correto, a meu juízo, encontram-se os bem formados e aqueles que, desde a seriedade, a experiência dos anos e o trabalho, aprendem muito da realidade, acudindo frequentemente as fontes asiáticas. Não tem medo de representar uma ciência milenar, valorizam seu simbolismo e, em geral, sua capacidade para solucionar de maneira multidirecional doenças e males. A Medicina Tradicional Chinesa serve em quase todas as situações de alterações, e é muito útil no campo da prevenção e no da educação para a saúde.

O desconhecimento de noções elementares de antropologia da saúde impede muitos praticantes de Medicina Tradicional Chinesa refletirem sobre o que fazem, chegando dificilmente a □omunic-lo, a □omunica-lo e a manejá-lo.

A oferta da Medicina Tradicional Chinesa é tão rica e variada como as ideias de ajuda que podem surgir na mente do profissional através do estudo do problema e da escuta de quem o padece. Esse aspecto criativo da ciência médica chinesa é um traço dos sistemas tradicionais-naturais, "sociobiopsicoecoculturais". Trata-se de um traço ancestral no qual cabe à valorização do simbólico e o uso combinado do físico, o social, o psicológico, o ecológico e o cultural na atenção das pessoas que sofrem.

A partir dos modos tradicionais de atendimento em saúde, e também a partir da antropologia, acreditamos que as alterações possuem, em maior ou menor medida, componentes sociais, biológicos, psicológicos, ecológicos e culturais; que é missão do profissional determinar em que medida influencia e se manifesta cada um; e o que deve escolher o que nesse momento ao consultante lhe convém. O que serve para hoje, talvez sirva para amanhã; porém como tudo muda, deverá estar atento e adaptar as modificações do consultante a cada coordenada espaçotemporal da doença.

Para trabalhar em Medicina Tradicional Chinesa deve-se aprender primeiro Medicina Tradicional Chinesa; e logo não esquecer o que se aprendeu, nem tentar "domesticar" ou ocidentalizar. Um sistema de 4000 anos de existência não necessita que a ciência positiva nem outro sistema lhe dê validade. A Medicina Tradicional Chinesa é um sistema técnico e humano, sociocultural e natural por sua vez, com valor em si mesmo. A ciência antropológica a reconhece da mesma forma que reconhece a medicina ocidental convencional, a medicina Ayurvédica, a mexicana e todos os sistemas que, em seus contextos socioculturais, atendem os problemas de saúde de suas populações desde que o mundo é mundo, com igual direito ao dos demais a seguir, existindo e praticando-se.

8 - VALOR EDUCATIVO DOS ETNOMÉDICOS

Uma característica de quem se encarrega da saúde na sociedade e culturas tradicionais é seu valor como educadores. O etnomédico zapoteco, o hindu, o chinês, o siberiano, o coreano e o naturalista ocidental, não só dão meios (provenientes de suas tradições curativas) e colocam em andamento procedimentos específicos de suas culturas e sociedades para ajudar aos seus clientes-doentes, como também proporcionam conselhos, ensinam a cuidar-se, a prevenir os problemas e a realizar determinadas ações (naturais-culturais) diante de situações concretas. Tentam reconstruir nos doentes a **atitude** que, no marco das suas tradições, assegura o equilíbrio. Muitos etnomédicos são autênticos educadores e dinamizadores sociais, trabalhando pela manutenção do equilíbrio e a integridade e a estabilidade de sua comunidade (característica dos antigos xamãs).

Fora do âmbito asiático, tenho observado esses comportamentos em grupos indígenas oaxaquenhos. Alguns etnomédicos de etnias mesoamericanas que conheci falam a seus clientes não só de questões pontuais de saúde/doença senão da necessidade de integração operativa no meio comunitário. A saúde, nos entornos tradicionais dos grupos não ocidentais, e nos dos ocidentais, costuma ser vista e entendida como algo ligado à vida em comunidade tanto como a relação com o meio natural e o cultural. Os etnomédicos zapotecos ou mixes também curam ensinando e recordando a necessidade de respeitar as normas ancestrais. A vida harmoniosa da comunidade é uma das maiores forças de reequilíbrio. O curador mesoamericano é médico tradicional uma vez que recorda os modos de vida que asseguram aos membros dos grupos o equilíbrio e a segurança dentro da organização tradicional.

Na oferta da Medicina Tradicional Chinesa como medicina intercultural (Medicina Tradicional Chinesa em contextos socioculturais não chineses, por exemplo), o serviço costuma ajustar às especificidades da doença consultada e do desejado pelo cliente. O trabalho do especialista em Medicina Tradicional Chinesa intercultural nas consultas nos países ocidentais não costuma transcender o âmbito pessoal do consultante; porém tem, ou deve ter muito em conta também, o componente social de seu mal, assim como a contribuição de ajuda capaz de reintegrar o doente ao seu meio de relação humana habitual.

O etnomédico (autêntico) de Medicina Tradicional Chinesa, pelo menos os que conheci e conheço, tanto asiáticos como não asiáticos, entendem que a **atitude** do doente é, senão a chave, a parte fundamental nos processos que leva a adoecer ou a curar-se. O trabalho neste campo (o da atitude) é muitas vezes o que decide o resultado na colaboração etnomédico-doente.

Diante dos procedimentos chineses de tomada de pulso e observação da língua, tenho recolhido algumas questões e opiniões de quem consulta de Medicina Tradicional Chinesa no âmbito ocidental:

- Por que se toma o pulso nos dois braços?
- Por que se toma o pulso em pontos diferentes de cada braço?
- Há diferença entre o pulso de um braço e o pulso do outro?
- O que você percebe em meu pulso?
- Por que é diferente a nossa forma (ocidental convencional)?
- Parece impossível qu,e através do pulso, possa "ver" o que tenho.
- Por que não se ensina este método nas faculdades de medicina?
- Para que isto funcione, deve crer-se nele?
- O que você vê no pulso? A frequência?
- Tenho a língua vermelha porque acabo de chupar um doce de morango.
- Acabo de tomar um café e talvez isso influencie no aspecto de minha língua.

- Minha língua é sempre assim.

A maioria das perguntas e dos comentários são espontâneos. Surgem no momento, ao fio da conversa e do trabalho de questionamento da consulta. Em geral, são respeitosos e vêm da curiosidade natural da pessoa.

O que pode fazer o profissional de Medicina Tradicional Chinesa diante dessas questões?

Pelo que tenho recolhido de minhas informações (profissionais de Medicina Tradicional Chinesa), se lhes pergunto, tentam satisfazer com respostas úteis; quer dizer, abundando menos em aspectos técnicos e mais em explicações que reforcem o trabalho que estão fazendo. Considero que não é necessário dar uma aula de pulsologia chinesa na consulta. Porém, vejo útil e necessária à formação antropológica do profissional apresentar os pulsos e a observação da língua como método de indagação salientes de contextos socioculturais diferentes (ao ocidental-convencional), aliados e úteis nesse contexto e provados com eficácia no resto do mundo (portanto, no espaço social de quem consulta).

Os profissionais de Medicina Tradicional Chinesa que tenho conhecido, e conheço, entendem que a educação para a saúde é, ou deve ser, uma tarefa paralela ou complementar à prestação do serviço solicitado. Definitivamente, parte importante no ato de adoecer e curar-se está nas mãos do consultante. Ele deve assumir a responsabilidade que no processo de reequilíbrio lhe corresponde; da mesma forma que deve assumir a responsabilidade relativa que no processo prévio (de desequilíbrio) também teve.

O profissional deve ensinar a não adoecer (coisa ideal) ou, ao menos, a reconhecer circunstâncias, comportamentos e fatores influentes/desencadeantes do processo de alteração que o doente leva na consulta de Medicina Tradicional Chinesa, incitando quem consulta a cuidar-se, a proteger-se e fazer-se responsável de si mesmo.

Alguns profissionais de Medicina Tradicional Chinesa são mais claros, acreditam que seu trabalho é solucionar ou dar a ajuda necessária para solucionar os problemas que lhes apresentam, sem mais complicações.

A Medicina Tradicional Chinesa é um sistema prático, e o pensamento chinês, pragmático e utilitarista. O trabalho do etnomédico, de acordo com praticamente todos os meus informantes, é tentar dar satisfação a quem consulta. O trabalho educativo deve ser condizente com esse princípio, sem pretender chegar mais além do que se pede; quer dizer, sem entrar em campos de discussão demasiado estéreis ou filosóficos e, por isso, pouco útil para alcançar o que se quer. Isso não impede que cada um dirija, segundo seu próprio método, ou trabalho em sua consulta, alterando sua filosofia caso sinta uma necessidade ou conveniência.

Há um número relativo de centros formativos, especialistas, estudiosos e profissionais de Medicina Tradicional Chinesa no mundo ocidental que tem deixado de lado o simbolismo que complementa e dá luz às formas e aos procedimentos puramente técnicos em Medicina Tradicional Chinesa. Alguns dos conhecedores dos modos discursivos originais e próprios de Medicina Tradicional Chinesa, porém, ou não acham possível proporcionar-lhes aos alunos por falta de preparação prévia para entendê-los, ou não o querem fazer por outros motivos (quase sempre relacionados com o desejo de serem aceitos pelo mundo científico). **A eliminação do simbólico na Medicina tradicional chinesa supõe uma castração do sistema curativo tradicional chinês.**

O colonialismo cultural ocidental no mundo tem dado passagem ao desejo de assumir o cientificismo por parte de um número relativo de conhecedores de sistemas etnomédicos tradicionais. Essa gente local, devido ao desejo de ser aceita nos meios convencionais, eliminam tudo o que define os sinais identitários do sistema asiático. Não se pode entender tais sistemas a partir da ciência. Fazê-lo é um exercício de etnocentrismo. Porém, pior ainda, é ensiná-lo de forma distorcida, é um exercício proveniente de intenções turvas e pouco sérias.

Uma vez, realizando minha pós-graduação em Pequim, alguém do grupo no qual me encontrava perguntou ao professor (chinês) sobre um tema, em termos de ciência ocidental. A resposta foi breve: "Se você quer conhecer a resposta através da medicina chinesa, formule uma nova pergunta em termos de medicina chinesa". Só quando se respeitam os conhecimentos diferentes se pode trabalhar com eles, articulando-os em práticas. Isso é fazer saúde intercultural.

Os consultantes, através da primeira visita, satisfeita sua curiosidade sobre os procedimentos de verificação do pulso e da língua, costumam adaptar-se ao modo de trabalho que se lhes propõe, o qual é de grande ajuda para o profissional. Pessoalmente, acredito que o etnomédico de Medicina Tradicional Chinesa deve ir educando os seus clientes à medida que lhes conhece e trabalha com eles (e para eles), com o objetivo de melhorar o serviço e obter os melhores resultados.

A tarefa do etnomédico de Medicina Tradicional Chinesa e dos representantes de outros sistemas curativos baseados nas tradições e sociopscoecocultural, considerando-se os problemas consultados dentro de circunstâncias complexas de quem consulta. O problema de saúde é o resultado ou a manifestação destacada de um processo de alteração da rede de relações da pessoa doente com ela mesma e com seu meio (social, natural e cultural), por razões variadas e quase sempre interrelacionadas.

Quer dizer, que nenhum problema é verdadeiramente puro. Faz parte de uma cadeia inflexível de acontecimentos encadeados que constituem a história da experiência do doente. O profissional de Medicina Tradicional Chinesa intercultural costuma usar meios e recursos terapêuticos próprios do sistema tradicional chinês, como a acupuntura ou a moxabustão, porém também usa a informação e a educação para ajudar a curar e para prevenir novas alterações.

Um acidente, um problema súbito, costuma gerar alterações concretas específicas. Pode haver situações de desequilíbrio aparentemente fortuitos. No entanto, convém indagar sobre os antecedentes. Aí poderia haver uma razão ou uma implicação. Alguém sofre um acidente de carro porque outro motorista atravessou um sinal vermelho. É o azar, de acordo com alguns, uma série de acontecimentos fortuitos. Azar. Quem sofreu o acidente ia bem, que responsabilidade lhe podemos dar? Na realidade, nenhuma. Porém, aconteceu o acidente, o fato constrói uma ideia do que lhe acontece. Tal representação mental pode ser inofensiva ou danificar mais do que o problema físico.

Nos sistemas de atenção naturais e tradicionais, assim como na antropologia aplicada à saúde, explora-se esse campo. Existe o joelho, parte anatômica da perna, e existe o joelho cultural. Ainda que podemos afirmar que o queixoso não teve nada a ver com o acidente, não vamos poder manter tal afirmação enquanto o problema se converte em uma experiência comunicável. O acidente cortou a trajetória natural da vida da pessoa e pode impedi-lo de realizar algo importante em sua vida. Pode criar medo, ódio, rancor, raiva etc. O joelho, atendido devidamente, poderá recuperar-se de todo o problema.

Nos sistemas tradicionais naturais se valoriza a experiência da doença, adaptando a ajuda não só ao joelho ou à parte física afetada, mas também a toda a pessoa em conjunto, ou às expressões de alteração relacionadas (narradas e/ou observadas). Nem todos reagem da mesma forma se nos ocorre o mesmo (ou semelhante). A edificação mental-cultural-pessoal da doença pode ser construtiva, ajudando; pode frear-atrasar o processo de recuperação ou pode impedir que a pessoa volte a ser a que era. Se não trabalhamos para definir isso, se não damos orientação e ajuda nesse campo, além do remédio físico para perna, o resultado pode ser diferente do esperado; inclusive em um caso simples.

Em Medicina Tradicional Chinesa se diz que o *Yin* pode concluir o *Yang*, e vice-versa; que o *Yin* pode condicionar o *Yang*, e vice-versa; que o *Yin* pode incluir o *Yang*, e vice-versa. Por isso, no exemplo do joelho quebrado por causa do acidente, é necessário conhecer a pessoa, seus costumes alimentares, de relação humana, de trabalho, sua cultura de vida e suas reações emocionais. Não se pode dar uma ajuda para a perna que não venha apoiada/reforçada pela atitude da pessoa. De que serve pôr agulhas ou dar moxa para regular um mal digestivo se os hábitos alimentares da pessoa não se corrigem? A Medicina Tradicional Chinesa pode atender o *Yin* a partir do *Yang*, ou o *Yang* a partir do *Yin*. Quer dizer que pode dar ajuda no plano emocional para entender alterações físicas relacionadas/dependentes; e vice/versa. Em todo o caso, o trabalho do praticante de Medicina Tradicional Chinesa é, ou tem que ser, por sua vez técnica/educativa. O etnomédico chinês, originário ou intercultural, é/deve ser técnico e orientador.

9 - INSPEÇÃO DA LÍNGUA: ALGUNS EXEMPLOS

Imagem 1

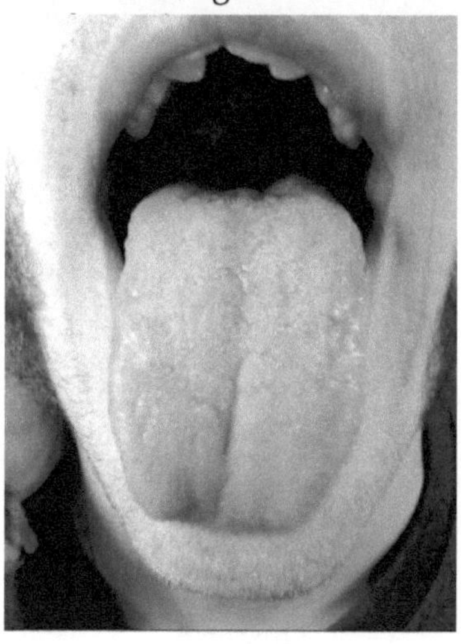

Imagem 2

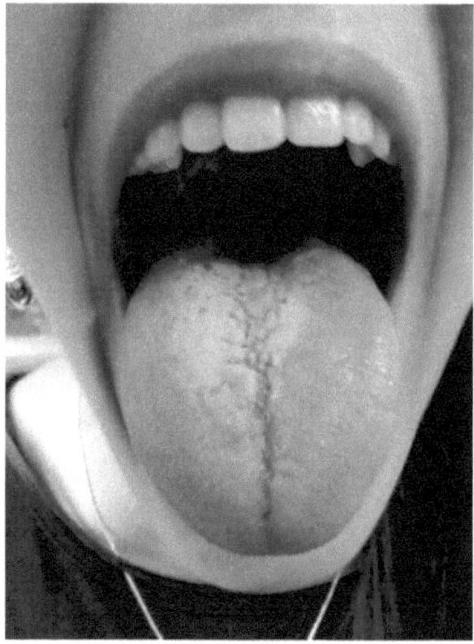

Imagem 3

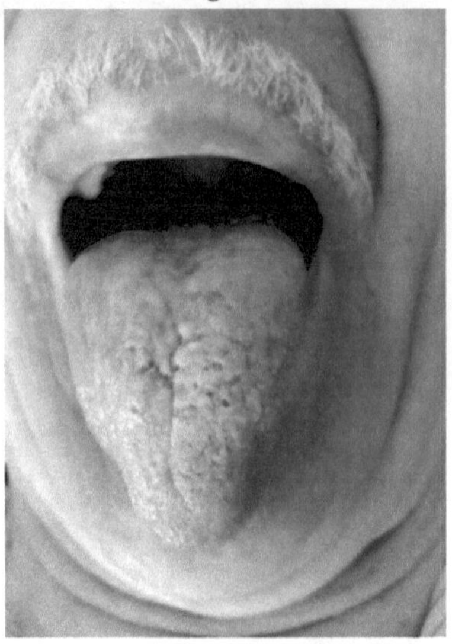

Imagem 4

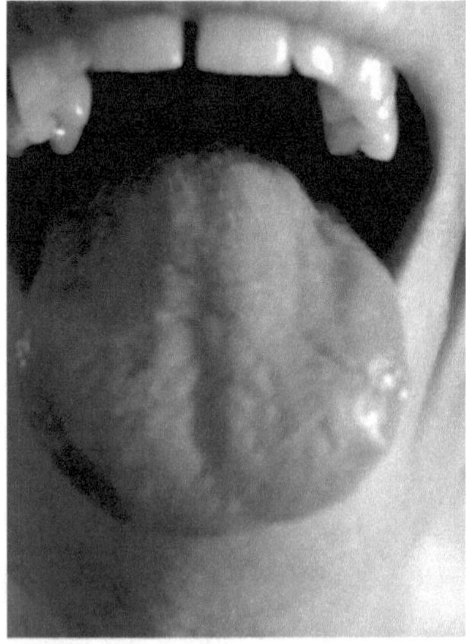

A informação que a língua proporciona se completa com a dos pulsos e com outras, como já temos assinalado, provenientes de observações da pessoa em sua integridade: de seu aspecto, da cor de seu rosto e pele, de seu movimento, do modo discursivo na explicação de sua experiência do mal etc. Também se valorizam as respostas no processo de interrogação, assim como resultados de outras práticas interrogativas como a olfação ou a percepção pelo sentido do gosto.

Se reconhecem e apalpam "acidentes" da topografia corporal, ouvem-se opiniões dos familiares ou acompanhantes do doente, valorizam-se informações de terceiros (outros observadores ou profissionais de saúde). Em resumo, é importante a quantidade da informação, porém também a qualidade das informações. Valorizam-se ambos os aspectos, fazendo da Medicina tradicional chinesa uma medicina eminentemente antropológica que articula natureza e cultura, resultando criativa na hora de escolher o caminho de estudo do problema assim como o procedimento e os meios para a atenção do mesmo; ou melhor, da pessoa que o sofre.

Na Medicina Tradicional Chinesa intercultural não se põe em prática protocolos universais já que, ao ser necessário individualizar o mal, também deve-se escolher o plano de ajuda mais adaptado à pessoa em questão.

Cada profissional buscará e colocará em prática a solução que considere mais adequada, tendo sempre presente a característica dinâmica do ser humano e de seu estado; portanto, também de suas doenças.

A variabilidade é um traço associado intimamente nas alterações e na evolução das mesmas iniciado o processo de ajuda. Por essa razão, o bom médico de Medicina Tradicional Chinesa sempre estará atento às mudanças que a pessoa experimente para modificar e adaptar a ajuda, se for necessário, à realidade do problema em cada momento.

As pessoas que mostram línguas são pessoas que conhecemos pelo que o estudo de suas línguas se conjuga com o conhecimento prévio. A imagem número 1 (jovem de

19 anos) nos mostra uma língua em linhas gerais normal. Ela coincide com o estado geral de seu dono, um homem são. Poderia destravar traços particulares relacionados com sua constituição e tendências de desequilíbrio, porém são questões técnicas não objeto desse trabalho. Tão somente diremos que a língua está ligeiramente movida (não torcida, isso implicaria outras conotações) até um lateral. Esse traço coincide com aspectos naturais e de comportamento do tipo de pessoa da qual falamos. Em Medicina Tradicional Chinesa se conecta com um sistema amplo e complexo que define estruturas, funções e aspectos simbólicos relacionados com dois órgãos: *fígado e vesícula biliar*. O movimento lateral da língua se relaciona com uma denominação: *Vento (Feng)*, que faz alusão a funcionamentos normais e a expressões de alterações da pessoa que tem que ver com o sistema nervoso, a constituição tendino-muscular, o funcionamento do fígado e a vesícula, as articulações, os olhos, a vista, a atitude de tendência explosiva, as reações primarias etc.

Na China existe o costume de ir ao médico (de Medicina Tradicional Chinesa) quando se está saudável, para ver as tendências naturais de desequilíbrio e trabalhar mais intensamente no campo da prevenção. O pulso e a língua são dois procedimentos muito apropriados para prever possíveis problemas ao se perceberem as tendências das quais temos falado.

Ao possuidor dessa língua poderíamos recomendar-lhe exercícios físicos não repetitivos, esportes cooperativos que fomentem a sociabilidade, trabalho de fortalecimento pulmonar, nenhuma ação rápida, moderação, piscina, baile, relações criativas e artísticas, muita comunicação oral, em geral, tudo o que impede alterações nervosas.

A imagem número 2 (mulher, 20 anos) corresponde também à pessoa saudável. No entanto, o sulco central nos informa de vivências críticas, relações nesse caso com a experiência de situações tensas com repercussões nervosas acompanhadas de debilidade repentina e desvanecimento. Tais fatores se produziram no passado, associados aos estudos e ao sobre-esforço. Existe um fator constitucional e uma atitude predisposta à dúvida em situações extremas.

A dificuldade de manter a segurança nos momentos críticos implicava no passado o desequilíbrio. Esses fatores não são raros na adolescência, tanto nos meninos como em meninas, ainda sem chegar a situações de perda de energia e desvanecimento. Tais vivências, nessa jovem aparentemente não costumam deixar sequelas. Sua vida na atualidade é absolutamente normal sem registrarem-se episódios críticos. Seu corpo tem se fortalecido, distanciando-se do período de formação e consolidação da puberdade e início da adolescência. Sua atitude é positiva, sendo capaz de afrontar de forma normal os estudos superiores que realiza. Há, no entanto, outro traço na língua que convém destacar: a saburra da parte posterior. Indica, em termos de Medicina Tradicional Chinesa, um consumo de *Qi*, sobretudo de *Qi* de *Rim* (entende-se não só como estrutura senão como sistema complexo fazendo referência ao físico, o não físico e aspectos culturais diversos). Esse gasto provém do sobre-esforço ainda que com diferenças a respeito ao passado.

Na atualidade, a jovem é capaz de contrabalancear, dedicando tempo para diversão, ao descanso e a vida social, o que redunda em uma situação geral de balanço. Como recomendação, desde a ótica da Medicina Tradicional Chinesa se poderia dizer que procure pôr em prática técnicas de estudo que levem ao menor gasto de energia, exercícios físicos relaxantes, piscina, exercício de respiração e alimentação equilibrada que compense o gasto de esforço do estudo.

A imagem número 3 pertence a um homem mais velho, que teve enfarte, com artroses, operado de diversos problemas e tendente à depressão. Toma medicamentos variados desde muitos anos e manifesta uma atitude pouco colaboradora a respeito das iniciativas de ajuda de seus familiares e próximos. A língua mostra uma cobertura de saburra grossa e em forma de casca branco-amarelada e, por alguns locais, quarteada. Nos "fala", em termos de Medicina Tradicional Chinesa, de consumo de *Qi de Rim*, de *Qi* vital, de alterações metabólicas e de *bloqueio de umidade em San Jiao*[6]. Essa pessoa é difícil de ajudar. No entanto, a partir da ótica da Medicina Tradicional Chinesa recomendaria andar, praticar exercícios respiratórios de fortalecimento em espaços naturais, jogar e realizar exercícios de movimento suave e relaxante, evitar o sedentarismo e o excesso de televisão, praticar a conversação, comer, evitando um enriquecimento excessivo de pratos, não tomar bebidas frias, nem com gases, nem açúcar, cuidar com o sal e evitar as farinhas refinadas.

A imagem número 4 pertence à língua de uma mulher de 48 anos, saudável, dinâmica, mãe de família e trabalhadora (dentro e fora de casa). Não mostra alterações significativas nem traços especiais a ter em consideração, salvo marcas latentes dos dentes, correspondendo, segundo a teoria da Medicina Tradicional Chinesa a pessoas com tendência a alterações no funcionamento do sistema *Baço-estômago (Qi de Baço)* em combinação com variações (possíveis alterações) no *Qi de Fígado* e, em geral, no sistema energético *Fígado-Vesícula Biliar*.

As informações da língua e dos pulsos são tão valiosas no estudo dos problemas individuais em Medicina Tradicional Chinesa que não só nos podem indicar o caminho a seguir ante um número variado de possibilidades, mas também podem auxiliar a definir os problemas (dentro de um conhecimento global prévio da pessoa). Em ocasiões, esses procedimentos, dispondo de

---

[6] A expressão técnica com a qual nos referimos a alterações nas funções biológicas básicas de transporte, transformação, absorção e distribuição de nutrientes e constituintes básicos assim como de eliminação de resíduos, o qual afeta o sangue, evidentemente, tanto em sua composição como em seu movimento e as estruturas relacionadas com ele: rede vascular e coração.

informações anteriores das alterações e de quem as padecem (consultante) podem decantar-nos por uma ajuda ou outra. Aplicando a análise antropológica, as qualificaríamos de informações bioecoculturais, já que relacionam a pessoa com suas ações e seu modo de vida, com seu funcionamento orgânico, com seu meio ambiente e com as ideias associadas a todo o anterior.

Só uma das línguas analisadas, a correspondente ao senhor mais velho, reúne traços significativos relativos a alterações importantes, complexas, no corpo e em geral na pessoa. Apesar de tudo, também podemos "ler", seguindo a trajetória da Medicina Tradicional Chinesa, aspectos favoráveis nessa língua: a cor equilibrada e a falta de deformação grave no corpo. Isso nos indica, e coincide com a realidade, que se trata de alguém que corrige seus excessos e reequilibra tendências que, se fossem mantidas por muito tempo, trariam consequências perigosas.

Em uma cultura como a nossa, ocidental, torna-se difícil entender que exista uma valorização e uma articulação do físico e o cultural dentro de um sistema médico ou de cuidados da saúde. Estamos tão acostumados a medir, pesar, contar e realizar estatísticas que nos é difícil contemplar a importância da experiência individual, manifestada através de imagens discursivas particulares e de simbolismo individual na saúde e na doença; e, no entanto, a doença é isso, um estado de experiência narrável e comunicável; portanto, pessoal e personalizável em seu estudo. A Medicina Tradicional Chinesa é uma ciência antiga que vê, em uma parte da pessoa (a língua, o pulso), um reflexo relativo da pessoa inteira. Tudo, consequência de conquistas e contribuições de centenas de anos de prática e experiência.

Ainda tentando uma aproximação maior a ela, usando como ajuda a antropologia, segue tornando-se difícil ao ocidente convencional pensar em uma base de pensamento diferente da sua. A formação dos profissionais de Medicina Tradicional Chinesa fora de seu contexto de origem, evidentemente deve ser feita na interculturalidade. O enriquecimento do profissional com contribuições de diferentes culturas ajuda a ter visões mais amplas dos problemas de saúde, possibilitando uma eleição melhor das ajudas e uma contribuição de conselhos mais úteis.

10 - O USO DA PULSOLOGIA EM OUTRAS TRADIÇÕES

A pulsologia, na terapêutica de alguns povos tradicionais, é exercer uma pressão relativa sobre uma parte do corpo com o objetivo de obter informações variadas (sensoriais-quantitativas e culturais-qualitativas) sobre o estado da pessoa, tanto no plano constatável pelos sentidos como em partes e aspectos do ser entendível dentro da tradição a que pertence ou se vincula.

Em um estudo de interculturalidade é interessante expor elementos semelhantes de diferentes âmbitos socioculturais com o objetivo de contrastar. Havendo aproximado aqui as práticas etnomédicas do pulso e a língua dentro da Medicina Tradicional Chinesa, vamos agora trazer um apontamento de práticas pulsológicas em tradições tão diferentes das asiáticas como são as da Mesoamérica. A razão dessas eleições é o conhecimento que tive das medicinas tradicionais mesoamericanas a partir do trabalho de campo levado a cabo em Oaxaca para minha tese de doutorado[7], *"Cultura Tradicional de Saúde e Etnomedicina na Mesoamérica"* publicada pela Trafford Publishing, em Alberta-Canadá.

Não quero, por outro lado, refletir similitudes explicáveis do ponto de vista histórico[8] nem estabelecer teorias de dependência. Minha intenção neste ponto é mostrar que outros humanos distintos dos chineses também usam, à sua maneira, a apalpação especial dos pulsos dentro dos sistemas de cura. Que persista, no entanto, no presente

---

[7] Nota do tradutor: Publicada em português com o título *Medicina Indígena em Mesoamérica*, pela Editora Massangana, 2011.

[8] A possível permanência através dos complicados processos de diferenciação na Mesoamérica, de traços arcaicos trazidos do Norte da Ásia pelas povoações que supostamente atravessaram Bering ou chegaram por outros caminhos ao continente americano há milhares de anos.

das culturas terapêuticas mesoamericanas, algo arcaico vindo de "tradições matrizes" noroasiáticas é possível, ou não. Em todo caso, corresponde a outro estudo responder a tal questão. Pessoalmente, sou da opinião que sim. Algumas explicações dou no livro de minha tese (Aparício, 2007).

Em várias etnias de Oaxaca, conheci etnomédicos que usam regularmente o procedimento da tomada de pulsos em seu trabalho diário. Alguns tocam o braço de seu cliente com o objetivo de perceber o "pulso sanguíneo". Outros percebem qualidades através da apalpação de determinadas regiões. Tecnicamente, cada médico tem seu método, pertencente à tradição de seu grupo.

Pedro de Eguiluz escreve em seu artigo[9]:

Durante milênios o homem tem vindo a recorrer aos sinais do coração e tomada dos pulsos no corpo para conhecer o interior das pessoas. É fácil compreender que os antigos deram uma grande importância a este ritmo, o ritmo humano. O pulsar do sangue no corpo deu aos mesoamericanos um motivo de inspiração para entender o cosmos e fazer um estudo de seu "movimento".

Enrique Eroza tem a seguinte opinião:

O presente método, como seu nome indica, basta-se na interpretação do pulso. A principal finalidade que se persegue é diagnosticar a doença, descobrindo sua origem, determinar sua gravidade ou prognóstico e, por fim, estabelecer a terapia adequada. Nesta técnica está implícita a capacidade do curandeiro para manter comunicação com o sangue do individuo e diagnosticar com base nos sinais revelados pelo pulso. (Eroza, 1992, p.21).

Meus informantes zapotecos recebem através da tomada de pulso "informação especial do sangue" do

---

[9] Pedro de Eguiluz. Os pulsos do sangue. Origem do "calendário mesoamericano": Disponível em: <http://mexicoantiguo.org/pulso.htm>. Acesso não disponível.

doente. De avós e netos, se transmitem conhecimentos que não estão escritos, conhecimentos que lhes permitem "escutar" o sangue tocando o braço do queixoso.

A percepção de seu "pulsar" lhes "fala" das características do desequilíbrio, da sua localização no corpo e da evolução da doença. Também lhes orienta no trabalho terapêutico, que não se entende unicamente como uma atenção naturalista senão como uma atenção mista (físico-simbólica) com procedimentos variados e combinados, tendo como exemplo, a "limpia"[10].

É mais evidente o simbolismo nas tradições curativas ameríndias que na Medicina Tradicional Chinesa. Digamos que a Medicina Tradicional Chinesa generalizada na atualidade provém da depuração e das adaptações acadêmicas; ao mesmo tempo em que os sistemas de cura tradicionais ameríndios seguem sendo populares, aprende-se na "Universidade da vida", através da transmissão oral dos conhecimentos simbólicos antigos da percepção dos pulsos.

A meu ver, a posição ocidental pretende fazer do simbolismo antigo chinês uma brincadeira, um modo exclusivo de expressões, não está de todo correta. É certo que tal simbolismo é um modo discursivo, porém, também é um conjunto de chaves que escondem informações correspondentes a modo de pensamento diferente ao racional-científico; informações que nos falam de uma maneira distinta de ver o ser humano, composto por mais coisas do que o corpo físico; e entendido que existe uma relação constante entre todos esses planos e dimensões. As doenças (no modo de ver tradicional mesoamericano) podem passar de um plano para outro, podem iniciar-se em um ou em outro, podem desenvolver-se em um ou em

---

[10] O procedimento pelo qual, através de ações rituais-culturais, associadas a atenções físicas concretas, pretende-se eliminar elementos-naturais ou espirituais - que haviam entrado na pessoa pelas mais diversas situações.

outro, podem afetar a toda a pessoa por completo ou somente em uma parte mais que a outra.

Os pulsos, tanto na terapêutica chinesa antiga como nos modos de curar ameríndios de antes e de agora, possibilitam a obtenção de informações sobre esse ser humano complexo e completo, necessariamente unido ao seu meio (físico-natural, social e cultural).

De novo, o que quero fazer ver aqui é que existem visões do ser humano e formas de fazer as coisas em saúde diferentes das da cultura ocidental convencional; e que tais visões e formas têm acompanhado e acompanham as pessoas pertencentes a muitos povos e culturas do planeta com direitos a seguir suas tradições, entendidas como elementos que definem seus seres coletivos e seus modos de vida.

Os procedimentos de tomada de pulso de meus informantes zapotecos (Oaxaca) são diferentes dos chineses. Porém com eles, em ambos os contextos socioculturais se tenta uma aproximação à pessoa doente, ou saudável; com o objetivo de saber, ou de aprofundar, os dados sobre o seu mal e acrescentar-lhe uma solução eficaz. E com o objetivo de ajudar-lhe a prevenir doenças, desgraças, infortúnios, dor e sofrimento.

Foi muito interessante ver os especialistas zapotecos trabalharem. E foi uma experiência enriquecedora observar como procedem a tomada de pulsos. Depois de apalpar o braço de alguém doente, falam do que "vêm" e entendem o que lhe acontece no plano biológico, uma vez que se referem às alterações em seu mundo interior; inclusive nas relações subtis do cliente/doente com a "vida superior" do espaço circundante e com outros elementos não sensoriais, só compreensíveis em seu mundo de crenças.

Quando estive em Pequim, minha aproximação à Medicina Tradicional Chinesa acadêmica não me permitiu descobrir na pulsologia um mundo de matrizes simbólicas tão rico como o ameríndio a que me referi.

No entanto, fora das aulas e dos hospitais; quer dizer, fora do contexto oficial, em conversas informais com médicos chineses ou com pessoas locais conhecedoras das velhas tradições curativas, conheci alguns aspectos das antigas artes, difíceis (ou impossíveis) de explicar a partir do racionalismo.

Não é fácil penetrar a "couraça protetora" dos asiáticos. Por traz dela, aguardam conhecimentos e saberes que não são partilhados nem entre eles; saberes familiares conservados cuidadosamente e transmitidos em linhas gerais, bem protegidas. Se alguém visita a farmácia de um hospital, são apresentados determinados produtos e formas de prepará-los. E não querem que seja revelado a outros o que foi visto. Podemos dizer algo parecido sobre os coreanos. O tempo e a amizade são os únicos que podem fazer com que seja aberto um espaço para que seu interior seja parcialmente visível. Nesses saberes familiares, há mais simbolismo que nos conhecimentos acadêmicos difundidos por todo o mundo. Os saberes médicos familiares chineses e coreanos possuem mais semelhança, pelo simbolismo que contêm, com os saberes curativos gerais dos ameríndios.

Em todo o caso, parece-me muito interessante, repito, o modo de trabalhar extraindo informações com a apalpação do braço do doente em Oaxaca. Alguns de meus informantes etnomédicos me surpreenderam falando de mim mesmo, usando esse procedimento. Da mesma forma, aconteceu na China onde, através do pulso da mão, me fizeram recomendações de prevenção às quais sigo agradecido.

A aproximação às etnomedicinas de diferentes partes do mundo revela-nos a existência de modos e procedimentos curativos e de ajuda em saúde que, protegidos pelo interesse de seus agentes e por constituir eles mesmos pilares essenciais de sustentação de suas culturas, tradicionais e identidades sociais, contrastam com as linhas de desenvolvimento e organização da sociedade global. No mundo do "grande mercado", flutuam as culturas dos povos originários e das sociedades tradicionais como ilhas, algumas delas com um futuro incerto. Não é o caso da cultura chinesa que, através de veículos interculturais, se tem adaptado aos tempos, conservando e extraindo um sistema curativo muito valioso, cada vez mais conhecido e usado, e compatível com outros (tradicional e convencional ocidental).

Dos modos tradicionais de curar ameríndios, sempre foram valorizados os procedimentos naturalistas, provenientes de tradições e saberes antigos. Desde a conquista, a herbolária mexicana foi estudada, prestigiada e usada pelos europeus (códice florentino, códice de la Cruz-Badiano). Na atualidade, esse valor está revivendo, constituindo as etnomedicinas mesoamericanas contributo natural para a atenção de muitas doenças. Outra coisa é o entendimento simbólico (ancestral) da doença e as maneiras simbólicas de atender e curar. Tanto a igreja como as instituições civis não apoiaram essa linha de atuação de xamãs e etnomédicos depois da conquista. Muito menos na hora de valorizar-se na sociedade moderna convencional regida pelo racionalismo, a ciência e o mercantilismo.

Os pulsos deram importantes informações a alguns etnomédicos de Oaxaca. Os mesmos também atuam a favor do doente através deles.

Os pulsos são necessários na prática da Medicina Tradicional Chinesa, mais ou menos simbólica. Para quem conhece uma ou outra maneira de trabalhar, em seus contextos ou no âmbito internacional-intercultural, a aproximação aos problemas do consultante através desse método permite casar uma oferta de ajuda com a própria linha de pensamento do doente.

Segundo meus informantes, os pulsos informam de coisas que acontece ao doente e de como lhe passa pela cabeça em forma de vivência consciente e narrável. A experiência da doença, exposta pelo próprio doente, é a referência de contraste da informação complexa (qualitativa/física-quantitativa/simbólica) obtida pelos pulsos.

Se retiramos a um pulso zapoteco o seu valor como "informante" das características simbólicas-espirituais da doença, estamos convertendo-o em uma mera percepção sensorial. Se tiramos a um pulso chinês (Medicina Tradicional Chinesa acadêmica ou Medicina Tradicional Chinesa popular) a capacidade de informar sobre o "Qi" geral ou particular do consultante, ou sobre o "Qi" da doença, estamos anulando o seu sentido. Em um caso e em outro, os representantes desses sistemas terapêuticos darão um mau, ou um inadequado serviço a seus clientes. Há problemas no contexto sociocultural concreto que só acontecem em tais espaços humanos.

"Síndromes de filiação cultural" são doenças de nosologia indígena, como o *susto* ameríndio (Aparício, 2007-I; Aparício, 2007-II); alterações cuja compreensão externa torna-se difícil ou impossível se a aproximação às mesmas se fizer desde posições médico-culturais diferentes.

A Medicina Tradicional Chinesa é hoje em dia utilizada em qualquer parte do mundo. Não restringe seu uso em nenhum contexto sociocultural. Com seu método, pode indagar e aproximar a compreensão dos problemas, localizando-os em sua classificação. No entanto, é conveniente que o profissional faça ponte entre culturas quando trabalhe com, ou não, asiáticos. A verdadeira Medicina Tradicional Chinesa não é a "acupuntura aculturada", praticada em muitos lugares do Ocidente.

Anteriormente mencionamos a existência de problemas nos contextos ameríndios relacionados estreitamente com essas culturas e tradições. A respeito da China, talvez nos livros antigos se definam problemas de nosologia local. Talvez o discurso utilizado seja uma forma própria de narrar alterações generalizadas. É complicado chegar a uma conclusão unânime e acertada em relação às translações dos velhos conteúdos médicos chineses as outras línguas. Porém, considero que se a Medicina Tradicional Chinesa pode sair de seu âmbito de origem e fazer-se intercultural no resto do mundo, também o podem fazer a etnomedicinas mesoamericanas e os sistemas de outros lugares, mantendo uns conteúdos simbólicos ainda no trânsito para a interculturalidade.

Na medicina ayurvédica se examina o corpo e suas produções durante o processo de indagação: fezes, urina, suor, respiração, temperatura corporal, pulso, língua, olhos e aspectos gerais (Verma, 1993, p. 89-99). V. Verma diz que o exame do pulso é hoje importante na medicina ayurvédica; porém acrescenta que se trata de uma incorporação tardia já que nos textos clássicos não há citação a esse respeito.

O pulso manifesta o estado humoral de uma pessoa (Verma, 1993, p.96). O autor sublinha que para tomar bem os pulsos ayurvédicos *"se requer muitos anos de experiência e a força da intuição. Essa, por sua vez, depende da tranquilidade de espírito e a capacidade de concentração"* (Verma, 1993, p.96).

A respeito de como tem que estar e encontrar-se a pessoa a quem se lhe vai tomar o pulso, os conselhos da medicina ayurvédica são muito similares aos da Medicina tradicional chinesa. Os pulsos ayurvédicos se relacionam com os *humores* denominados: *Vata, Pitta e Kapha*. O especialista percebe na pessoa um pulso equilibrado/desequilibrado, referindo-se ao estado de tais humores. Como na Medicina Tradicional Chinesa, os pulsos ayurvédicos informam de cada pessoa em particular. A normalidade do pulso de alguém é a normalidade dessa pessoa, não necessariamente coincidindo (ao menos a cem por cento), parâmetro que serve de referência para comparar o resto das normalidades. Nos pulsos ayurvédicos existe uma informação quantitativa e outra qualitativa, como nos pulsos de outras medicinas tradicionais.

Enquanto a língua, na medicina ayurvédica, se contempla seu exame específico no processo de indagação. Expõe V. Verma:

Uma língua saudável deve ser cor de rosa, lisa e brilhante; não deve levar nenhum recobrimento branco. Se está lisa e áspera indica um transtorno de vata. Uma língua vermelha e com ardores, de sabor amargo e ainda com ampolas é um indício de excesso em Pitta. No caso de de kapha em excesso, a língua leva um recobrimento branco e se lhe sente umidade e mucosa. Quando é branca ou negra e sem brilho, indica um transtorno simultâneo de vários humores. Por isso, deve-se controlar todas as manhãs ao lavar-se os dentes (Verma, 1993, p. 97).

Outros sistemas terapêuticos tradicionais também contemplam o exame dos pulsos (algum tipo de palpação especial) e a língua. Em todo caso, as características tradicionais das etnomedicinas se apoiam, além do mais, na visão e no trabalho naturalista (por assim dizer), no simbolismo ancestral, coisa que lhes diferencia essencialmente dos sistemas exclusivamente naturistas e biologistas (geralmente ocidentais) e da moderna, importante e universalizada, medicina convencional.

Porém, por essas diferenças, nem uns são piores nem outros são melhores. Todos os modos de curar podem ser válidos se dão confiança e ajudam a reequilibrar e diminuir as tensões, os medos e as angústias das gentes e dos povos.

11 – SIMBOLISMO TERAPÊUTICO TRADICIONAL

Todos os sistemas de cura e cuidado da saúde são criações específicas de contextos socioculturais e históricos para atender/cobrir as necessidades que, sobre saúde, satisfaçam as populações dessas sociedades. Como criações humanas, esses sistemas formam parte das culturas desses povos, edificando as bases de sustentações de suas diferentes tradições. Todas as sociedades dispõem de símbolos (acumulados em suas culturas) como os quais seus membros se identificam, diferenciando-se dos componentes de outros grupos.

Nas culturas tradicionais, uma vez que não é a ciência a que constrói o progresso, as pessoas regem-se por inércias, normas e organizações ancestrais. As gerações deixam a seus descendentes os elementos e conteúdos recebidos de seus ancestrais, perpetuando os grupos e todos os seus símbolos coletivos através do tempo. Os traços identitários que definem essas gentes indicam a variedade de "personalidades coletivas" que ainda enriquecem o mundo.

Os antigos xamãs e os atuais etnomédicos (mais ou menos interculturais) se ocupavam, e se ocupam, de assegurar a integridade de suas populações e dos seus problemas de saúde. Os símbolos ocupam um espaço muito amplo na vida individual e coletiva das pessoas dos grupos originários. As explicações das coisas, as atuações importantes para a comunidade, os modos e as maneiras de fazer em muitas circunstâncias, encontram sua inspiração no legado cultural guardado pelas tradições. Desde coletividades relativamente pequenas como os zapotecos na Mesoamérica, até sociedades nacionais como as de muitos países asiáticos, se originam, em bastantes aspectos e campos, em esquemas tradicionais, entendendo esses como guias mestras que asseguram a coesão dos grupos, sua sobrevivência e sua projeção no tempo.

Acostumados à ciência e ao racionalismo, os ocidentais têm perdido o costume de valorizar os fatos e o mundo que nos rodeia (o criado pelo ser humano ou o natural) a partir de critérios usados por nossos avós até há relativamente pouco tempo. A educação nacional, a educação familiar e a educação convencional social, contribuem para que consideremos os símbolos como teatral ou parte da criação artística e literária. Explicamos as coisas e os fenômenos a partir da ciência, nossa ciência. Os membros de sociedades tradicionais que conheço, tanto na Mesoamérica como na Ásia (China, Sri Lanka) ou África (Marrocos), associam às coisas e os fatos categorias e vestimentas culturais, comunicando às vivências como um todo indiferenciado, no qual é igualmente válido o fato apreciado pelos sentidos e o seu simbolismo associado. Os componentes tangíveis do fato e os intangíveis formam parte da unidade que supõe para o indivíduo tradicional o fato em si.

Quando estive na China, me ensinaram a entender o corpo humano comum todo interrelacionado, dependendo do ambiente em que se encontra; ou melhor, interatuando com ele. E não só isso, mas sim que esse todo é, além de físico, digamos: "energético" definindo a "energia" que o integra como "pedra fundamental" com o que se edifica e constrói a matéria, o movimento, as forças; quer dizer, tudo o que é, se mostra e se move. Não se afasta a visão asiática das que obtive entre grupos tradicionais da Serra de Oaxaca (com outras palavras, com outras imagens discursivas).

Todos os grupos humanos transmitem seus símbolos por meio de seus idiomas. O discurso linguístico, as imagens e representações discursivas condensam os símbolos convencionais de cada sociedade. Há uma importante relação entre a palavra (a voz) e as imagens que transmitem e comunicam. Pude ver nas culturas tradicionais de saúde ameríndias e nas asiáticas. Sobre isso escrevi:

Para os zapotecos de San Juan Tabaá, a língua mãe é o caminho que une o presente com a tradição. Não se pode expressar as mesmas imagens, nem da mesma forma, nem com igual força ou sentimento, em castellano, da mesma forma que em □apotecos. Segundo Oswaldo[11], Michael Fabián e Manuel Garcia, a língua (a sua língua) é expressão poética do espaço e da vivência. A língua mesma se vê como um símbolo que expressa o que se sente. Em □apotecos, o que cura, busca a especificação do mal, onde, como, e assim o nomeia, diferente; e se dá um remédio (Oswaldo, Micael e Manuel). Diz Gadamer (2005) que quem vive em uma linguagem está penetrado na insuperável adequação das palavras que usa para as coisas ou às que se refere. Parece impossível que outras palavras de línguas distintas estão em condições de nomear as mesmas coisas de uma maneira tão adequada (Gadamer, 2005, p.482). Sublinha o autor que as palavras originais parecem inseparáveis dos conteúdos aos quais se referem.

O espanhol traz consigo a perda da simbologia implícita no mundo que nomeia a língua materna (Alberto, 1999, p. 52).

Para os membros das culturas ameríndias é muito importante a língua. Com ela, abrem os conteúdos da tradição, acedendo o significado que só em seu idioma (em seus idiomas) possuem sentido. Médicos tradicionais, xamãs e pacientes entendem o que lhes passa (ou o entende melhor,) quando é nomeado em suas línguas nativas. A característica simbólica das mesmas é a melhor definição de sua singularidade, e é o caminho pelo que trabalham os profissionais tradicionais. Tenho aqui uma pequena amostra de como os membros dos grupos originários decifram seu simbolismo:

A saúde, em □apotecos, se expressa como szua fen, que quer dizer 'estou bem'. A doença é schela fee 'estou ma'". Remédio para uma doença, se diz: Da gosznara ne da fven, que

---

[11] Engenheiro zapoteco, Informante complementário, junto com Manuel e Micael, de San Juan Tabaá, me introduziram no simbolismo de sua língua.

se traduz por: 'o que me vai deixar bem'. Para os zapotecos, como para os outros povos da Serra de Oaxaca, as plantas medicinais são uma de suas riquezas tradicionais. Chamam-nas de: Shirshe da gosznara ne da fve, *que quer dizer, 'erva que me vai fazer bem'. Chamam a medicina tradicional de 'medicina dos nossos', no entorno ☐apotecos. Ao médico tradicional lhe dizem:* Be ne ye shoone be ne *'o nosso médico'.*

O idioma é a chave que abre a tradição. Entre os comanches demoravam em pôr nome às crianças, segundo ayala *(1998). Se a criança adoecia, os pais e o feiticeiro mudavam o nome, uma vez que os Comanches acreditavam que o nome estava estreitamente relacionado com a saúde dos seres humanos (Ayala, 1998, p. 120). Um doente não expressará o mesmo da vivência de sua doença, falando em ☐apotecos ou falando em castelhano, já que mais matrizes de convivências são aprendidas ao expressar sua língua. As características de sua doença, vista por ele mesmo, são entendidas pelo médico tradicional de sua cultura que dá a visão técnica, e quem, por sua vez, pode fazer mais pelo doente quando o mesmo lhe aproxima às matrizes de sua própria percepção do mal-estar. Existem palavras e expressões em ☐apotecos que manifestam uma realidade diferente da de sua tradução em outra língua. Eles falam de tradição ou costume pronunciando:* karum karo, *que em castelhano significa: 'o que sempre temos feito'. A cultura tradicional lhe diz:* kabelon be ne gora, *que quer dizer: 'como faziam nossos avós'. Aos elementos da natureza lhes denominam de maneira que servem também para designar processos, feitos ou situações que podem dar-se no corpo (da mesma maneira se faz nas culturas chinesa e coreana dentro da definição e diferenciação de informes). Calor em ☐apotecos se diz:* Dalaá, *o mesmo que febre. Através da língua se designa um processo energético-ecológico (coincidindo ou não com o físico-térmico), observado e percebido no meio natural (fora do sistema do corpo), tanto como no corpo mesmo. Se entende que o ser humano forma parte do corpo da natureza; portanto, os processos observáveis nele são processos da natureza; e processos observados na natureza também podem afetar-lhe ou incluir-lhe.*

Os chineses, ao único corpo eco-cósmico, denominam Qi e, segundo explica o Professor e sinólogo francês Eric Marié (1998), tal Qi é um constituinte, uma vez que é uma força universal que se move por todo o existente. Portanto, o meio afetará os animais e, entre eles, o ser humano. Animais e humanos influíram por sua vez no meio. Nas culturas tradicionais, tudo se vê em interrelações permanentes. O calor ambiental do verão, segundo a medicina chinesa, pode desencadear síndromes relacionadas com o coração, o sangue e sua circulação em quem esteja predisposto ou tenha uma tendência doentia nessa direção. Para os huicholes, expressa José Luís Vazquez Castellanos: 'Airra ne pereu erie' *é a expressão de estar saudável, de sentir-se bem: não é um evento momentâneo senão um evento inerente. E estar sempre saudável para o qual o espírito tem que estar bem. Para ter saúde deve-se cuidar, não trabalhar muito, comer bem sua comida, proteger-se do sol. E deve-se respeitar os deuses, entregar-lhes suas oferendas, fazer a festa. (Vazquez, 1992, p. 93). No idioma huichol, segundo o mesmo autor,* Nepereu Kuye *se diz quando se está doente, e, se as pessoas adoecem, é porque não cumprem com o costume, ou por feitiçaria.*

A língua serve aos huicholes não só para comunicar-se senão para destapar, para dar luz, fazer ver o que existe dentro da realidade ampla.

As palavras chamam, identificam, despertam e movem forças.

Na cultura tradicional zapoteca, o calor ambiente e o calor da febre se designam da mesma forma porque são vistos da mesma forma também. Jacques Galinier (1997), em seu estudo dos Otomíes, assinala a percepção do corpo e de suas partes por parte desse povo, em muitos casos, indiferenciado de outros elementos constituintes da natureza e do cosmos.

O fogo se designa em □apotecos, Sxhi[12]. Há um calor que em □apotecos se pronuncia: □apot, e faz referência ao empacho. Quer dizer 'o fogo solar que se mete no estomago'. Gu ba, por sua vez, designa na natureza um tubérculo. Daí a relação analógica com o empacho, entendido como um bloqueio, como uma forma fechada e arredondada dentro do estômago ou dos intestinos, que causa mal. Ao frio lhe dizem: daz há ga, *tanto quando estão no exterior como quando está no interior do corpo, ocasionando dificuldade na circulação dos líquidos, problema de tez aquosa e inflamações diversas. Às vezes, esses fatores, observados dentro do corpo, causando alterações, podem associar-se, complicando o problema.*

A água, chama-se, nissa, *e a consideram um dos elementos mais importantes da natureza já que, tanto dentro do corpo como fora, sua correta circulação, sua presença quando é necessária (chuva, cultivos, colheitas), e sua limpeza, significam poder continuar a vida. Nas tradições de saúde asiáticas, a água é um dos transportes do* Qi *(energia universal, vital), assim como o sangue (em chinês* Xue). *Ao bloquear-se, a natureza se corrompe, desaparece, estraga, gera problemas. Ao bloquear-se no corpo, acontece o mesmo. Na cultura tradicional de saúde chinesa, se diz que a saúde e a vida (expressão válida tanto se referindo à pessoa como à natureza no conjunto) se devem à boa circulação do* Qi. *Por analogia, um bom governo, uma boa política, um bom funcionamento da economia se devem à boa, à livre circulação do* Qi, *sem obstáculos, sem retenções, sem estancamentos. O dinheiro é considerado energia, e, se se mover e circular, gerará prosperidade social, ao mesmo tempo em que, bloqueado (bancos, entidades financeiras multinacionais), gerará dor (para alguns, bastante) na comunidade, diferenças e desequilíbrios sociais.*

Para os zapotecos, a água tem que mover-se também; como o sol no céu, como o vento. Esse se denomina em Zapoteco

---

[12] A curiosa coincidência com a denominação *Xhi* em chinês aos processos que se desenvolvem com o calor extremo, com excesso, com fogo entendido como energia patógena.

Ba, *e tem uma consideração especial dentro da realidade ampla. Como no Oriente, vai, ou pode ir, associado a outros elementos-fatores naturais entendidos pelo análogo como desencadeantes energéticos de alterações de saúde. O* feng *(vento como energia), na tradição chinesa, se associa tanto a elementos naturais como a alimentos que se movem de origem estranha, que entram por qualquer espaço, de origem sobrenatural, de índole espiritual e negativa. Uns e outros,* tanto *na concepção bioenergética oficial chinesa como nas tradições populares, podem causar desequilíbrios ao ambiente, à sociedade e aos indivíduos.*

Os zapotecos fazem essas associações simbólicas. Assim, dizem: Be la jha al *'espírito que te vai fazer bem'; e* Be shivfe al: *'espírito que te vai fazer mal'. Em ambos os casos, inclui-se a ideia ampla de vento. Na medicina chinesa e em tradições populares de saúde chinesa, o* feng *corporal se manifesta nos olhos. Daí que, quando alguém está exposto a um vento externo, pode ter manifestações de lacrimejo, ardência e até vermelhidão e inflamações oculares. Por analogia, quando aparecem tais sintomas sem causa externa, relaciona-se diretamente com feng interno e com fígado-vesícula biliar como sistema energético complexos que têm a ver com os órgãos do mesmo nome. Olho inchado em* ⬚*apotecos se diz: Re djen be há.*

Na tradição zapoteca, já desde a época de Monte Albán e antes, existem lugares na natureza apropriados para tratar de questões de saúde ou de outra índole. São cerros ou locais especiais nos quais convocam as forças da natureza ou do cosmos para solicitar ajuda, para agradecer um favor ou para pedir certas influências[13]. *Monte Albán foi um enclave social importante, construído em um cerro no qual se desenvolveu uma fina cultura da qual o essencial, pelo que pude observar, ainda se conserva, em grande parte graças ao idioma.*

---

[13] Boas ou más, depende de como se observa. As características tradicionais dos cerros expostos ao falar da cultura mixe, valem também para zapotecos quanto para os chatinos.

O sagrado para os apoteose é: A jha, e a partir daí a tradição ordena o mundo visível e o não visível, cria as normas e aponta as atuações específicas para recuperar o equilíbrio perdido com a doença.

Vejamos agora brevemente como se relaciona a língua chinesa com o âmbito da saúde e o bem-estar. Como no idioma zapotecos e no chinês se expressa de maneira simbólica e analógica ao que é o ser humano, e ao que lhe acontece, tanto quando está bem como quando está mal, entendidos ambos como equilíbrio, desequilíbrio respectivamente. Assim, para designar certos pontos do corpo, (anatomia acupuntural, bioenergética), utiliza-se uma linguagem especial, muito poética, que concentra, em uma expressão breve, uma referência concreta a situações fisiológicas, fisiopatológicas, psicológicas, biológicas em conjunto.

Por exemplo[14], Zu San Li é um ponto localizado no músculo tibial anterior, por debaixo do joelho, que se traduz como: 'ponto das seis milhas'. Isso quer dizer que a ativação de tal ponto pode servir para revitalizar a pessoa. É também ponto especial de ativação do Qi, da energia, portanto, para poder ter mais, trabalhar mais, ter mais força diante das doenças, diante de uma determinada atividade etc.

Seria complexo aprofundar na teoria médica chinesa e este não é o momento. Minha intenção é mostrar como em duas línguas muito diferentes se utiliza o simbolismo para fazer referência a realidades práticas, úteis e que conectam a pessoa com o mundo, dando-lhe uma chave analógica para resolver problemas e melhorar situações; neste caso, das tradições de cada cultura.

Outro ponto situado na cabeça, anterior à testa é denominada Baihui, ou ponto das 'cem reuniões'. É o ponto de convergência do Yang corporal (calor, no sentido amplo), 'ponto chimenea', o calor energético que já tem sido utilizado e que ascende, com o objetivo de impedir o bloqueio na cabeça e no resto do corpo. Há outro ponto que se chama Shui Feng, localizado no

---

[14] Expressando-nos em 'pi yin', expressão da língua chinesa (fonética) com caracteres latinos.

centro do lábio superior. Serve para controlar situações diversas, desde problemas relacionados com o 'calor nervoso' até outros relacionados com a água orgânica (Shui) e com o vento (feng), do que já temos falado (símbolos linguísticos).

Em resumo, tanto na língua zapoteca como na língua chinesa, observamos que se designam muitas coisas com imagens discursivas que explicam seu significado em relação a outras (relações técnicas de compreensão). É o resultado do pensamento analógico, uma forma de conhecer própria das culturas tradicionais e que as diferenciam essencialmente da cultura ocidental-científica. Em ambos os âmbitos, explicam-se os dois tipos de pensamento, cada um como resultado da evolução histórico-cultural de seus contextos sociogeográficos respectivos.

O pensamento científico-ocidental é o resultado de um caminho iniciado na cultura greco-latina e continuado na tradição judaico-cristã. As culturas siberianas, asiáticas e ameríndias não seguiram as tradições greco-latina y judaico-cristãs, pelo que, é evidente que o pensamento analógico tradicional (Sibéria, China, Coreia, Mesoamérica, resto de culturas ameríndias) não pode seguir o mesmo caminho de progresso. As linhas de progresso: ocidental-científica, por uma parte; tradicional ameríndia ou tradicional asiática, por outra, são diferentes. No entanto, pelas duas se chega ao conhecimento das coisas, pelas duas se alcança o progresso; pelas duas se tem construído civilizações avançadas com conquistas fantásticas como as da cultura chinesa ou as das grandes culturas ameríndias pré-históricas, uma delas, a Zapoteca, que estamos estudando.

Existem também linhas de progresso tradicionais dentro da cultura ocidental. Falando de tradições de saúde e etnomedicinas, na Europa, houve continuidades de caminhos autóctones que conduziram as atuais medicinas naturais e tradicionais ocidentais: a homeopatia, a naturopatia (medicina natural) e a medicina manual (osteopatia, quiroprática). Esses sistemas terapêuticos, tendo em conta as distâncias e a diferenças socioculturais, têm muitas semelhanças com os asiáticos e ameríndios, não só nos fundamentos de suas teorias, mas também nos desenvolvimentos e expressões de sua terapêutica. A língua tem determinadas missões em cada cultura, além de servir aos seres humanos para comunicar. Nas tradições terapêuticas ameríndias, pode ser utilizada para curar e reequilibrar, quer dizer, como um instrumento herdado pelos etnomédicos dos velhos usos xamânicos.

12 – COMENTÁRIO FINAL E ESCLARECIMENTOS

A primeira coisa que temos que dizer é que o exposto constitui um resumo do que queremos transmitir ao leitor ocidental (especialista em saúde ou não), formas de trabalhar e procedimentos para recolher informações sobre saúde/doença de profissionais e especialistas de culturas diferentes da nossa, ocidental (formados no contexto originário da Medicina Tradicional Chinesa) e de profissionais e especialistas pertencentes à nossa cultura (recebendo uma formação em Medicina Tradicional Chinesa como medicina intercultural). Caminhamos até a mescla de cultura, de ideias, de realizações etc.

Outro objetivo que planejamos na hora de realizar este trabalho foi mostrar que existem maneiras diferentes da ocidental convencional de entender e atender a saúde; procedimentos de indagação não tecnológicos com os quais se podem obter altos níveis de precisão na hora de determinar problemas, características, localização e importância para a saúde da pessoa que os padece.

As etnomedicinas, incluída a ocidental-convencional-tecnológica, respondem a necessidade dos indivíduos nas sociedades de atenção em saúde. Estão inseridas nas culturas de seus grupos respectivos e se ensina seguindo os mecanismos de transmissão de conhecimentos próprios de cada sociedade. Em umas, será a Universidade a encarregada de formar; em outras, a escola da vida através da linha: mestre-aprendiz (povo originário de América, da Ásia, da África...). Se vamos às comunidades indígenas de Oaxaca (Mesoamérica), conhecemos os curandeiros e, quase sempre, há alguém próximo, ajudando-os e aprendendo para seguir trabalhando pelos seus quando o velho médico tradicional desaparecer.

Na atualidade, as instituições oficiais mexicanas oferecem muitos cursos de formação que, como complemento da aprendizagem tradicional e de experiência, melhoram a operatividade dos médicos tradicionais indígenas (MIT). Na China, como dissemos ao princípio, há muitas escolas de medicina tradicional. Oficialmente, a universidade forma os futuros médicos chineses através de um currículo amplo e complexo, chamado de oficial-acadêmico (porém baseado na tradição).

Outras universidades de países asiáticos oferecem também estudos de Medicina tradicional chinesa com matrizes interculturais locais. Existem universidades ocidentais que dispõem de estudos de medicina chinesa em sua faculdade de ciências da saúde e ciências naturais da saúde. Da mesma forma, os estudos de medicina convencionais ocidental, padronizados, ensina-se em quase todas as universidades do mundo junto com suas especializações.

Não é necessário ter formação de médico ocidental para aceder à formação em Medicina Tradicional Chinesa. Em ambos os casos, o objetivo é o ser humano e a salvaguarda de sua saúde e bem-estar; porém, as representações mentais e discursivas do ser humano e de seu devenir que se manipulam e com as quais desenvolvem o estudo, são diferentes. Os métodos de indagação e de análise são também diferentes; assim como a fabricação e a forma de pôr em prática as ajudas e soluções.

Todos os conhecimentos etnomédicos (incluídos os ocidentais convencionais) servem aos membros de seus grupos respectivos; porém, e além disso, muitos têm se estendidos por todo o planeta. É o caso da medicina ocidental convencional; e é o caso crescente da Medicina tradicional chinesa cujo corpo teórico se baseia não só nos conteúdos tradicionais chineses, diferentes da ciência ocidental, mas também em contribuições da ciência (principalmente naturalista) ao considerar-se medicina intercultural.

Nossa sucinta exposição sobre a pulsologia e a inspeção da língua como elementos fundamentais para o diagnóstico em Medicina Tradicional Chinesa não pretende ser uma classe de medicina chinesa; pretende aproximar outra visão do exame do doente, limar arestas, formar a mente ocidental na tolerância e na abertura ao diverso, afastar do etnocentrismo associado a muitas atitudes e programas de estudos científicos que ainda seguem se desenvolvendo em nossas universidades ocidentais.

Nós "europeus", não somos melhores nem os únicos capazes de vislumbrar o progresso da humanidade. Aprendi dos doentes e clientes com os quais trabalhei em Colombo (Sri Lanka), e dos médicos tradicionais indígenas do Estado de Oaxaca, quando estive observando seu trabalho para minha tese de doutorado. Eles, inclusive, me atenderam de problemas de saúde que outros não teriam solucionado. A ciência tem seu método, e está bem. A Medicina tradicional chinesa tem o seu, e também está bem. E 4.000 anos de desenvolvimento a fazem merecedora do respeito total. O pensamento chinês é eminentemente pragmático, utilitarista. Os profissionais buscam soluções aos problemas de saúde consultados. Nas sociedades europeias, fora dos tópicos, não se conhece bem esse pensamento, que nada tem a ver com o misticismo ocidental, associado à religião ou à concepção dicotômica do ser humano como corpo e alma.

Para os chineses e para a maioria dos asiáticos, o *Qi*, do qual temos falado, é a "pedra fundamental" que tudo constitui.

Em determinados círculos culturais, altera-se a imagem discursiva e utilizam-se outras representações na comunicação (energia, inclusive forças aglutinadoras espirituais e de muitas diversas naturezas). A maioria dos povos ameríndios e siberianos fala desde antigamente de "essências divinas", circulando por tudo o criado; quer dizer, de animismo.

Temos de desprender associações pejorativas que, na cultura ocidental, aderiu-se com más intenções contra as culturas e as expressões discursivas dos povos tradicionais. Temos de ser honestos e justos, reconhecendo que nossa ciência é uma conquista cultural maravilhosa que se pode oferecer, porém, não impor, sustentando as tradições de outros seres humanos, e que é mais uma das contribuições como todas as culturas do planeta têm feito e fazem ao progresso do gênero humano. Da mesma forma que as religiões. A católica levou os símbolos que a definem à América e, em grande parte, substituiu as crenças pré-hispânicas pelas cristãs.

Os pulsos chineses proporcionam ao especialista e formado na Medicina Tradicional Chinesa informações privilegiadas que, bem localizadas no contexto do problema que estudamos, podem fazer que se aproxime à terapêutica acertada de primeira com o seu consequente benefício para o doente.

O seu discurso, a narração de sua experiência, sua opinião e ponto de vista ajudam ao profissional já que lhe permite individualizar traços que podem ter atenção específica. Quando falamos a partir de nossa formação ocidental, do coração, por exemplo, atendemos a definição de uma ciência muito concreta que, entendendo tal órgão como uma estrutura com funções, relaciona-se com outras estruturas e funções do corpo.

Na Medicina Tradicional Chinesa, além do mais do que temos explicado sobre o significado amplo do *coração, pulmão* etc. (como sistema complexo) existem óticas diferentes da ocidental, desde o "órgão, multiorgãos ou multiestruturais", como o *San Jiao,* cuja composição ou formação dependem de critérios de associação orgânica diferentes aos da ciência biológica convencional.

O *San Jiao*, que se compõe de: *Jiao Superior, Jiao Médio e Jiao Inferior,* abrange o espaço desde o tórax, como pulmão e coração, até o baixo ventre, com o resto das estruturas vitais que estão entre meias. Em geral, *San Jiao* se vê em relação à dinâmica de fluidos, circulando entre uns e outros. Não se trata de uma estrutura fechada que responda a um corpo tridimensional compacto e diferenciado (com limites e contornos mais ou menos redondos e curvados). Essas são óticas de aproximação ao estudo do corpo, convencional, ocidental.

Em nossa cultura, estabeleceu-se que diferenciamos pulmão de coração, e esses, de fígado e estômago, segundo critérios concretos. Pois bem, o *San Jiao* se entende a partir de outra visão, ainda que respondendo a critérios bem precisos. Falamos de braços e pernas em nossos ensinamentos ocidentais. Porém, poderíamos falar de "bocaestomagointestino", por exemplo. Se desde outras óticas se tivesse desenvolvido o estudo de partes mistas ou complexas do organismo, mais ou menos relacionadas por algo, formando um todo; se se tivesse estruturado o corpo em partes diferentes as que conhecemos convencionalmente, o veríamos normal.

Os asiáticos (chineses tradicionais, neste caso) veem absolutamente normal seu *San Jiao*, composto não só por partes biológicas, mas também por componentes simbólicos e associações discursivas que formam o *San Jiao* comunicado, o *San Jiao* cultural.

Em nossa cultura ocidental, nós diferenciamos e parcelamos os objetos de estudo, seguindo as orientações de nossas ciências. Podemos estudar o coração como uma unidade incluída no corpo ou a maçã e a pera como frutos de determinadas árvores. Podemos pensar neles como elementos naturais. Porém, também fabricamos corações, maçãs e peras culturais quando os convertemos em imagens linguísticas, comunicáveis, associando-lhes matrizes e características que os fazem variar de aspecto como são vistos desde a ciência positiva.

Quando, através da preparação prévia que introduz o ocidental no mundo do pensamento diferente, esse vai recebendo os ensinamentos da Medicina Tradicional Chinesa, e, em pouco tempo, ele se adapta e se põe a manejar conceitos novos. Os conteúdos recebidos de culturas alheias não só não supõem um obstáculo ao seu entendimento e ao seu equilíbrio, ao contrário, proporcionam-lhe recursos que podem trasladar a outros âmbitos de análises para tratar de compreender fatos bastante diversos.

Observando a língua, o etnomédico de Medicina Tradicional Chinesa pensará nas partes do corpo afetadas como se entende no pensamento ocidental e em suas associações subtis que, ainda que não tangíveis e sensoriais em princípio, existem a nível de conceitos e de imagens discursivas, pelo que se pode trabalhar perfeitamente com elas (a nível mental) raciocinando.

Minha conclusão é que o domínio dos procedimentos de questionamento da Medicina Tradicional Chinesa converte o profissional, trabalhando neste campo, em um avantajado observador, cuja opinião sobre os males das pessoas pode ser muito valiosa e compaginável com os métodos de outros sistemas terapêuticos; entre eles, o ocidental, e agora universal.

O trabalho de indagação do etnomédico chinês (seja pessoa de etnia chinesa e nacionalidade chinesa, seja pessoa de outra etnia e outra nacionalidade) converte-o em ourives da cura; ou melhor, do reequilíbrio (expressão mais de acordo com os modos e sistemas tradicionais).

A prática dos procedimentos naturalistas e relacionadores chineses fazem trabalhar a mente do profissional, mantendo a ponto sua capacidade de observação, de ralação e de análise, permitindo-lhe realizar processos mentais ágeis e econômicos, chegando a propostas de solução viáveis, aceitas geralmente pelos pacientes e exitosas em uma percentagem relativamente alta.

Há muitas proximidades entre a Medicina Tradicional Chinesa intercultural e a antropologia, se não a conhecêssemos antes, diríamos que, em ambas, se entende a pessoa como um ser complexo, relacionado com seu meio (cultural, social e físico); e seus problemas, também. Desde ambas, se podem dar soluções integradas, variadas e dirigidas à pessoa e aos problemas específicos vividos por cada um (entendidos sempre em um contexto amplo de relação). Em ambas, se tem em conta os discursos e as narrações vivenciais dos doentes. Nas duas, se fala mais de doentes que de doenças. Considero necessária a formação antropológica para os profissionais de saúde, e mais, para aqueles que desejam formar-se em disciplinas e ciências provenientes de contextos socioculturais diferentes.

Às vezes acontece de o profissional mal-formado, sem entender aquele a quem recebe, dificilmente saberá utilizar os métodos de indagação da Medicina Tradicional Chinesa, proporcionando atenções e serviços superficiais, pobres, talvez incorretos e, sobretudo, pouco eficazes e úteis.

A antropologia pode servir muito bem de ponte na aproximação compreensiva ao diverso. E, sobretudo, ensina a respeitar o que outros fazem e creem; principalmente, quando é feito para beneficiar a todos.

BIBLIOGRAFIA

ALBERTO, R. **Testemonios de vida de médicos indígenas tradicionales, nº 3**. México D.F: INI,1999.

APARICIO MENA, A. J. **Idea de salud intercultural. Una aproximación antropológica a la idea de salud derivada de la medicina tradicional china en contacto con diferentes culturas.** *Gazeta de Antropología, nº 20, texto 20-25:* Universidad de Granada, 2004. Disponível em: www.ugr.es.

APARICIO MENA, A. J.. **Cultura tradicional de salude en Mesoamérica. Del chamanismo arcaico a la etnomedicina**. Tesis doctoral: Universidad de Salamanca, 2007-I.

APARICIO MENA, A. J. **Etnomedicina en Mesoamérica Central**. Monografias.com.saludgeneral, 2007-II.

APARICIO MENA, A. J. **Cultura tradicional de salud y etnomedicina en Mesoamérica.** Alberta (Canadá): Trafford Publishing, 2008.

APARICIO MENA, A. J. **Mitos y leyendas de los índios americanos.** Barcelona: Edicomunicación, 1998.

APARICIO MENA, A. J. **Mitología china.** Barcelona: Edicomunicación, 1999.

BOAS, F. **Las limitaciones del método comparativo de la antropología. En: Bohannan,** P; Glazer, M., "Antropología, lecturas". Madrid: McGraw-Hill, 1993.

EGULUZ, P. **Los pulsos de la sangre. Oringen del calendário mesoamericano.** Disponível em: http://mexicoantiguo.org/pulso.html.

EROZA S., E. **Tres procedimentos diagnósticos de la medicina tradicional indígena.** *En: Revista Alteridades,* nº 12. México: UAM Iztapalapa, 1996.

FUNDAMENTOS DE ACUPUNTURA Y MAXIBUSTIÓN DE CHINA. Beijing Ediciones en lenguas extranjeras, 1997.

GADAMER, H. G. **Verdad y método**. Salamanca: Sígueme, 2005.

GALINIER, J.; **La motié du monde. Le corps et le cosmos dans le rituel des indiens otomi.** París: Presses Universitaires de France, 1997

GEERTZ. C. **La interpretación de las culturas**. Barcelona: Gedisa, 1990.

GEERTZ. C. **Descripción densa: hacia una teoria interpretativa.** En: Bohannan, P; Glazer, M., "Antropología, lecturas". Madrid: McGraw-Hill, 1993.

KAPTCHUCK, T. J. **Medicina China, una trama stejedor.** Barcelona: Ed. La liebre de marzo, 1995.

LORENZI, R. **Algunas consideraciones en torno a la traducion del alemãn al español de textos especializados de la Medicina Tradicional China**, 2005. Revista anglogermánica. Disponível em: http://www.uv.es/anglogermanica/2005/lorenzi.htm.

MARIÉ, E. **Compendio De Medicina China**. Madrid: EDAF, 1998.

MARTÍNEZ, J. **Artículo: Los Árabes y el Paso de la Ciencia Griega al Occidente Medieval**. Disponível em: http://www.hottopos.com/rih8/martinez.htm.

REQUENA, Yves. **Acupuntura y psicologia.** Madrid: Las Mil y Una Ediciones, 1985.

TAO, A. **Chamanisme et civilisation chinoise antique**. París: L'Harmattan, 2003.

UNSCHULD, P.U. **La sabiduría de curación china**. Barcelona: La liebre de marzo, 2004.

VAN NGHI, N. **Patogenia y patologia. I y II.** Madrid: Ed. Cabal, 1981.

VÁZQUEZ, J. L. **Práctica médica tradicional entre indígenas de la Sierra Madre Occidental: los huicholes. En: Menéndez, Eduardo y García de alba, Javier (comp.). Practicas populares, ideologia médica y participación social. Aportes sobre antropologia médica en México**. Universidad de Guadalajara (Mx.): Ciesas, 1992.

VERMA, V. **Ayurveda. La salud perfecta**. Barcelona: RobBook, 1993.

O AUTOR

ALFONSO JULIO APARÍCIO MENA É DOUTORADO EM ANTROPOLOGIA DE IBERO-AMÉRICA (UNIVERSIDADE DE SALAMANCA) E DOUTORADO EM MEDICINA TRADICIONAL CHINESA (OXFORD/BIRCHAN INTERNATIONAL UNIVERSITY). DIPLÔME D´ÉTUDES FRANÇAISES (UNIV. NANCY, FRANCE). INVESTIGADOR E ESPECIALISTA EM ANTROPOLOGIA MÉDICA E CLÍNICA E EDUCAÇÃO. TRABALHO: ENSINO E SAÚDE NATURAL. MEMBRO DO INSTITUTO DE INVESTIGAÇÕES ANTROPOLÓGICAS DE CASTILLA E LEÓN (UNIVERSIDADE DE SALAMANCA), AGIR (ASSOCIAÇÃO PARA A INVESTIGAÇÃO E DESENVOLVIMENTO SOCIOCULTURAL, PORTUGAL), AIBR (ASSOCIAÇÃO DE ANTROPÓLOGOS IBERO-AMERICANOS EM REDE), ASSOCIAÇÃO PORTUGUESA DE ANTROPOLOGIA. PALESTRANTE EM CONGRESSOS ANUAIS SOBRE ANTROPOLOGIA E ETNOMEDICINA, ETNOBOTÁNICA. PUBLICAÇÕES: ARTIGOS PERIÓDICOS EM MEIOS ESPECIALIZADOS (UNIVERSITÁRIOS, OUTROS) COM TEMAS DE ANTROPOLOGIA MÉDICA E CLÍNICA, EDUCAÇÃO E/OU ETNOBOTÂNICA. LIVROS COLETIVOS E EM SOLITÁRIO ("CULTURA TRADICIONAL DE SAUDE E ETNOMEDICINA EM MESOAMÉRICA", 2009. TRAFFORD PUBLISHING, ALBERTA-CANADÁ; "LE BONSAI, UN PEU DE POÉSIE NATURELLE". 1996. ED.: FFB, SAINT NAZAIRE-FRANCE; "PRÁTICA EDUCATIVA E SAÚDE DOCENTE". EDITADO POR ISTAS-CCOO ENSEÑANZA, MADRID; ENTRE OUTROS).